院士领衔
大咖与您畅谈健康
——神经系统

主　编　田金洲　樊东升

中华医学电子音像出版社
CHINESE MEDICAL MULTIMEDIA PRESS
北　京

图书在版编目（CIP）数据

院士领衔：大咖与您畅谈健康．神经系统 / 田金洲，樊东升主编．—北京：中华医学电子音像出版社，2023.7
ISBN 978-7-83005-389-5

Ⅰ．①院…　Ⅱ．①田…②樊…　Ⅲ．①神经系统疾病—诊疗　Ⅳ．① R4

中国国家版本馆 CIP 数据核字（2023）第 120348 号

院士领衔　大咖与您畅谈健康——神经系统

YUANSHI LINGXIAN DAKA YUNIN CHANGTAN JIANKANG——SHENJINGXITONG

主　　编：田金洲　樊东升
策划编辑：李军亮
责任编辑：李超霞
校　　对：张　麓
责任印刷：李振坤
出版发行：中华医学电子音像出版社
通信地址：北京市西城区东河沿街 69 号中华医学会 610 室
邮　　编：100052
E - mail：cma-cmc@cma.org.cn
购书热线：010-51322635
经　　销：新华书店
印　　刷：廊坊市祥丰印刷有限公司
开　　本：889 mm × 1194 mm　1/32
印　　张：9.25
字　　数：80 千字
版　　次：2023 年 7 月第 1 版　2023 年 7 月第 1 次印刷
定　　价：68.00 元

主编简介

✚ **田金洲**

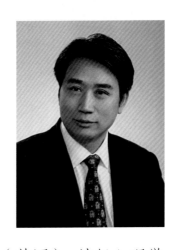

　　中国工程院院士，中国医学科学院学部委员，中西医结合神经内科专家。中医内科学医学博士，神经病理学理学博士（英国），神经心理学访问学者（英国）。北京中医药大学东直门医院脑病科主任医师，教授，国家级老中医，岐黄学者。长期从事阿尔茨海默病和其他神经变性病的防治研究。荣获国家级和省部级科技奖励7项、全国优秀教材特等奖1项，主编《中国痴呆诊疗指南》等著作7部，发表论文300余篇。

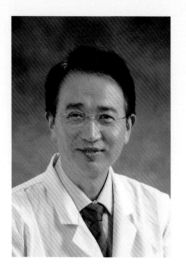

✚ **樊东升**

教授，北京大学第三医院神经内科主任，北京大学医学部神经病学系主任，中国残疾人康复协会罕见病康复专业委员会主任委员，《中华脑血管病杂志（电子版）》总编辑。2022年当选美国科学家荣誉学会（Sigma Xi）会员、英国皇家医学会（RSM）会员。荣获第四届"国之名医·卓越建树奖"（2020）、第六届"荣耀医者·人文情怀奖"（2021）。

编委会

前言

近年来，我国神经系统疾病的发病率持续升高，其中，脑卒中是严重危害我国人民健康的重大慢性非传染性疾病，是我国成人致死、致残的首位病因，具有高发病率、高致残率、高死亡率、高复发率和高经济负担的五大特点；同时，随着人口老龄化，老年痴呆、帕金森病、癫痫等严重神经系统疾病的患者人数居高不下。因此，提高大众自我保健意识，对疾病的提前干预和早期预防刻不容缓。

2016年10月，中共中央、国务院印发《"健康中国2030"规划纲要》，提出"普及健康生活、优化健康服务、完善健康保障、建设健康环境、发展健康产业"等5个方面的战略任务。在党的十九大报告中，进一步将实施健康中国战略纳入国家发展的基本方略，把人民健康提升到"民族昌盛和国家富强的重要标志"地位。在党的二十大报告中，习近平总书记再次强调推进健康中国建设，坚持把保障人民健康放在优先发展的战略位置，实施积极应对人口老龄化国家战略，体现了党和国家对人民健康的高度重视。

为传播正确的医学科学常识和健康保健知识，提升大众健康素养和保健意识，我们编写了这本健康科普图书。本书组织全国神经系统的专家围绕神经系统常见疾病答疑解惑，并以浅显易懂的语言和幽默活泼的文风，图文并茂的方式将医学知识转化为健康科普知识，达到倡导健康文明生活方式的目的。

在本书的编写过程中，中国初级卫生保健基金会脑血管病专业委员会的众多权威专家百忙中参与了内容的撰写，在此表示衷心的感谢。

本书编写时间仓促，难免有疏漏和不足之处，恳请广大同道及读者批评指正，并在再版时修订。

最后，祝愿您幸福生活每一天，健康永远在身边！

田金洲　樊东升

2023年3月

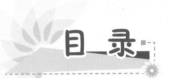

目 录

一 头 晕

1　什么是头晕？ ⋯⋯⋯⋯⋯⋯⋯⋯⋯⋯ 002

2　头晕发作时有哪些注意事项？ ⋯⋯⋯⋯ 007

3　哪些情况下的头晕发作需要就医？ ⋯⋯ 010

4　因头晕就医时有哪些注意事项？ ⋯⋯⋯ 012

5　头晕一定是脑供血不足吗？ ⋯⋯⋯⋯⋯ 017

二 脑卒中

6　什么是脑卒中？ ⋯⋯⋯⋯⋯⋯⋯⋯⋯⋯ 026

7　脑卒中有哪些临床症状？ ⋯⋯⋯⋯⋯⋯ 030

8　什么人容易得脑卒中？ ⋯⋯⋯⋯⋯⋯⋯ 033

9 记住这三个数字，就能拥有识别

脑卒中的"火眼金睛"！ 038

10 出现了可疑脑卒中的

预警症状该怎么办？ 043

11 如何预防脑卒中？ 047

12 如何治疗脑卒中？ 052

13 服用他汀类药物有哪些注意事项？ ... 057

14 如何正确使用阿司匹林？ 062

15 颈动脉斑块一定要吃药吗？ 069

16 脑卒中后身体已完全恢复，

还需要继续服药吗？ 075

17 脑血管的"监测仪" 080

18 追踪人脑中的"鱼群" 085

19 观察脑血管堵塞的"前哨兵" ... 091

20 "长心眼"未必是好事 096

21 突然出现一侧肢体无力，一会儿就好了，

要紧吗？ 101

22　突然出现一侧肢体无力，持续

　　不缓解，这是得了什么病呢？ 105

23　患了脑梗死该怎么办？ 112

24　手脚麻木就是脑梗死吗？ 115

25　明明患的是脑梗死，

　　为什么要做心脏检查？ 123

三　帕金森病

26　行动缓慢、表情呆板

　　——我患上了帕金森病吗？ 130

27　排便困难、嗅觉减退为哪般？ 135

28　帕金森病会遗传吗？ 140

四　痴　呆

29　什么是阿尔茨海默病？ 146

30　被误诊为精神障碍的阿尔茨海默病 151

31 丢三落四是阿尔茨海默病的预兆吗？ ⋯⋯157

32 如何预防阿尔茨海默病？ ⋯⋯⋯⋯⋯⋯164

33 家人应该如何照护

阿尔茨海默病患者？ ⋯⋯⋯⋯⋯⋯168

34 血管性认知障碍：重预防，早治疗 ⋯⋯173

35 大脑"亚健康" ⋯⋯⋯⋯⋯⋯⋯⋯⋯179

五 癫痫

36 "愣神、发呆"要警惕癫痫发作！ ⋯⋯188

37 突然四肢抽搐了怎么办？ ⋯⋯⋯⋯⋯190

六 失眠

38 如若失眠，应及时就医！ ⋯⋯⋯⋯⋯198

39 无药亦可治失眠！ ⋯⋯⋯⋯⋯⋯⋯203

40 褪黑素是治疗失眠的"神药"吗？ ⋯⋯210

41 睡前饮酒可以治疗失眠吗？ ⋯⋯⋯⋯216

42　安眠药可以长期服用吗？.................... 222

七　其　他

43　破解脑部的"烟雾".................... 230

44　脑血管也会发炎吗？.................... 234

45　口角歪斜都是脑血管病吗？.................... 238

46　面瘫是吹凉风吹出来的吗？.................... 242

47　不同病因手抖的特点是什么？.................... 249

48　可怕的梦境演绎

　　——快速眼动睡眠行为障碍.................... 256

49　"无处安放的腿"——不安腿综合征.................... 262

50　"看病专业户"可能是情绪出了问题.................... 266

51　警惕药物过度使用性头痛.................... 274

一

头　晕

1 什么是头晕？

头晕是人们常见的症状，也是医生们在门诊经常听到的主诉。头晕可表现为头昏眼花、头胀、头重脚轻和天旋地转等，也可伴有乏力、恶心、呕吐、耳鸣、失眠和情绪不稳定等情况。根据症状不同，头晕可分为以下4种类型。

（1）眩晕

眩晕是头晕的一种表现，特点是患者出现视物旋转或自身旋转感。其具体可描述为感觉天旋地转，周围物体都在晃动，患者不敢睁眼，多伴有恶心、呕吐、出虚汗和血压升高等症状。其发作常有比较明显的诱因，如疲劳、激动、失眠和饮酒过量等。眩晕发作时，患者睁眼症状会加重，而闭眼症状会减轻。其病因多为耳前庭部病变和大脑后循环支配区域组织缺血，如梅尼埃病（俗称"美尼尔病"）、前庭病变、良性位置性眩晕（又称"耳石症"）、前庭性偏头痛和脑干病变等。

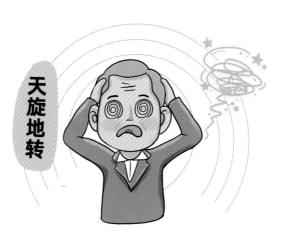

天旋地转

（2）晕厥前状态

　　主要表现为晕厥前发生头昏沉、眼前发黑、胸闷、心悸和乏力等症状，可见于循环系统和其他系统疾病，如低血压、贫血、低血容量、低血糖和严重心律失常等。

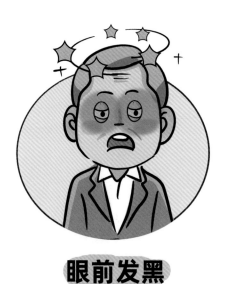

眼前发黑

（3）失衡

失衡是指活动中有站立不稳或运动不稳的情况，多见于帕金森病、共济失调和周围神经病等。

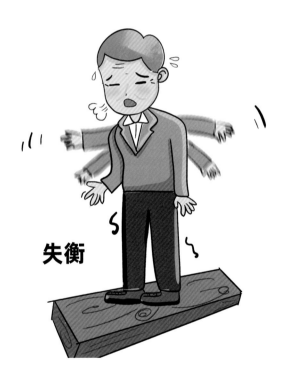

失衡

（4）头重脚轻

　　头重脚轻是指阵发性或持续性头晕、头昏沉、大脑有不清晰感，可伴头胀、头部发紧感。常见病因为高血压、精神因素和药物不良反应，还可见于过度劳累、睡眠不足等。患者充分休息后，症状可减轻或消失。

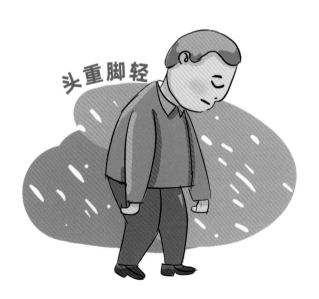

头重脚轻

2 头晕发作时
有哪些注意事项?

　　头晕发作时，患者要终止活动，借助外力使身体保持平衡和稳定，谨防跌倒；也可慢慢坐下或躺下，或在黑暗的房间里闭眼休息。上述做法对缓解头晕均有所帮助。

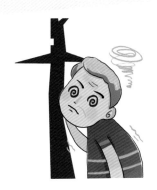

眩晕是头晕的一种症状，与头晕的其他症状有明显区别，处理措施也不相同。

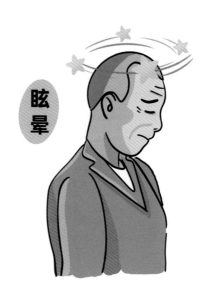

如果患者症状描述得不准确，常会导致医生给予错误的判断和处理。因此，患者应学会区分不同症状的头晕，并对其进行准确的描述，让医生能尽快且详细地了解病情，从而给予正确、有效的治疗措施，避免患者受到不必要的伤害。

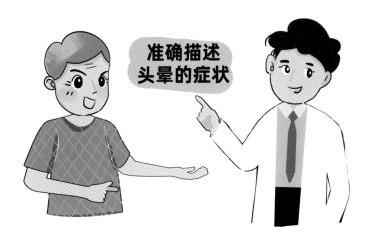

准确描述
头晕的症状

3 哪些情况下的头晕发作需要就医？

　　头晕并不都预示着疾病，偶尔出现的短暂头晕多无须特殊关注，休息后即可缓解，患者可自行居家观察。但对于已确诊高血压、糖尿病、高脂血症、冠心病等疾病的患者，或高龄人群突然出现头晕或头晕反复发作，则应高度重视，及时就医。

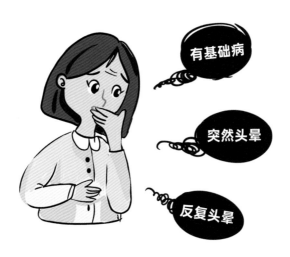

4 因头晕就医时有哪些注意事项？

　　引起头晕的原因众多，且十分复杂，不易区分。因此，因头晕就医的患者除了需要把头晕的主观感受向医生讲清楚外，还要对其他伴随症状进行详细描述。如果头晕伴有以下症状，建议到相关科室就诊，并携带自己经常服用的药物，以帮助医生进行鉴别诊断。

（1）伴有肢体偏瘫、面瘫、语言障碍、偏盲和复视等症状，应高度怀疑脑卒中，建议就诊于神经内科。

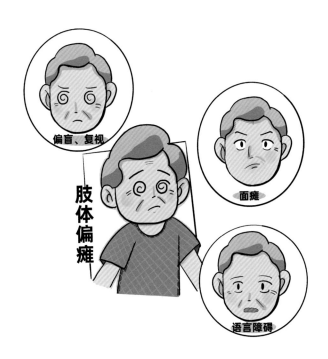

（2）伴有耳鸣、耳胀、听力障碍和视物旋转等症状，多为耳部疾病所致头晕，建议就诊于耳鼻喉科。

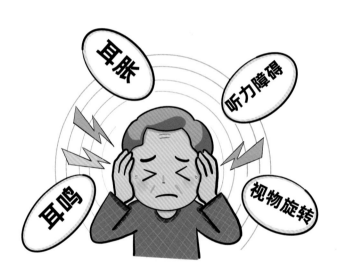

（3）伴有颈部肌肉僵直、活动不灵和手指麻木等症状，可能是颈椎病所致头晕，建议就诊于骨科或脊柱外科。

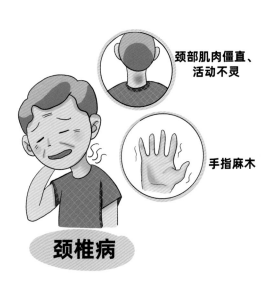

颈部肌肉僵直、活动不灵

手指麻木

颈椎病

（4）伴有心悸、胸闷和气短等症状，可能是心血管疾病所致头晕，建议就诊于心内科。

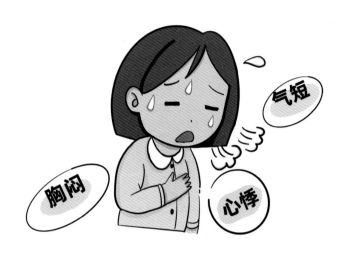

（5）头晕前在生活中遭遇重大事件的刺激、生活节奏发生显著紊乱和长期处于精神紧张状态等情况，应考虑为精神心理疾病导致的头晕，建议就诊于精神心理科。

5 头晕一定是脑供血不足吗?

头晕在中老年人中十分常见，且很多头晕非常顽固，治疗效果不好。患者及其家属就诊时经常问的问题就是："之前的医生说我是脑供血不足，吃了不少药，但也没啥用，这是怎么回事呢？"

其实，头晕的病因很多，脑供血不足只是其中的一个病因。下面就来介绍一些常见的、容易被忽视的头晕病因。

头晕主要由机体的平衡感出了问题而引起，但也有一些患者仅仅出现头部不适。人体平衡感的维持除了靠大脑之外，还需要一个重要的系统，即前庭系统，其位于内耳，它就像眼睛传导视觉、耳朵传导听觉一样，将身体的运动信息及时传到脑部，才能保持身体的平衡。因此，头晕最常见的病因是脑部疾

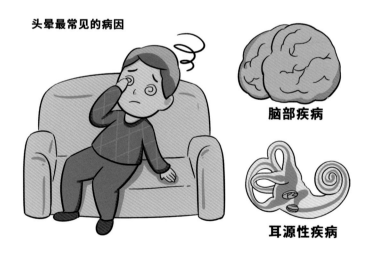

头晕最常见的病因

脑部疾病

耳源性疾病

病和耳源性疾病。

引起头晕的脑部疾病最常见的就是脑卒中，通常急性起病，且伴有言语不清、肢体瘫痪和偏身麻木等脑损害症状，但也有一些患者只出现单纯的头晕。神经内科医生通过相关检查和颅脑磁共振成像（magnetic resonance imaging，MRI）一般能做出准确诊断。

耳源性疾病引起的头晕在临床上比脑部疾病还要多，但不会同时出现言语不清、肢体瘫痪和偏身麻木等症状。如果头晕患者行颅脑MRI没有发现脑卒中，应去耳鼻喉科检查是否有耳源性疾病。

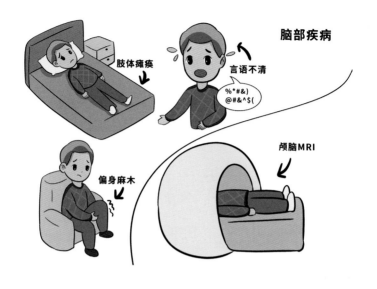

脑部疾病

肢体瘫痪

言语不清

%*#&)
@#&^$(

偏身麻木

颅脑MRI

　　还有一些头晕患者仅表现为头部不适，没有出现步态不稳、跌倒等情况，但患病多年，症状时轻时重，让患者十分困扰，情绪、睡眠也不好。这种头晕并不是由脑部疾病或耳源性疾病引起的，可能只是精神心理问题的一种躯体表现。如果患者使用神经内科、耳鼻喉科相关药物治疗后均没有效果，需要请精神心理科医生协助评估，共同制定治疗方案，能起到很好的治疗效果。

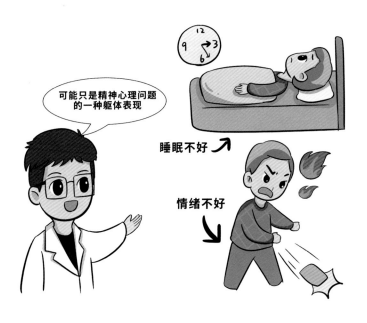

一些睡觉时打鼾明显的头晕患者如果白天总是昏昏沉沉的，头脑不清醒、容易犯困，可能是患了阻塞性睡眠呼吸暂停，如出现这种情况，患者需要侧卧位睡觉，严重者甚至需要在睡眠时戴上无创呼吸机才能改善症状。

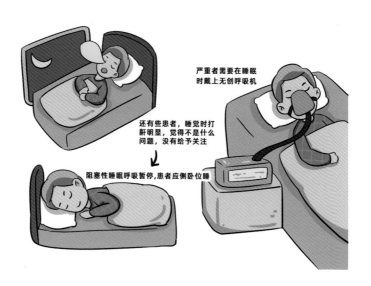

严重者需要在睡眠时戴上无创呼吸机

还有些患者，睡觉时打鼾明显，觉得不是什么问题，没有给予关注

阻塞性睡眠呼吸暂停,患者应侧卧位睡

综上所述，头晕不能只想到脑供血不足，也不能只盯着神经科，建议患者行多学科综合评估，以便尽快找到病因，进行对因及对症治疗。

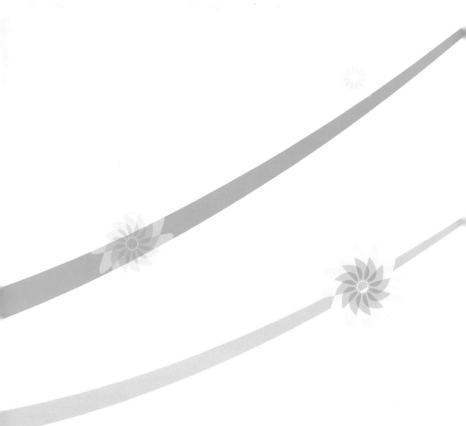

二

脑 卒 中

6 什么是脑卒中？

　　脑卒中一般是指急性起病、由脑部血管病变导致的神经功能障碍，又被称为"中风"，好发于老年人。

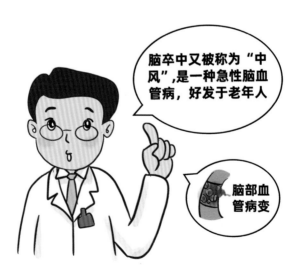

脑卒中又被称为"中风",是一种急性脑血管病，好发于老年人

脑部血管病变

脑卒中一般分为缺血性脑卒中和出血性脑卒中。

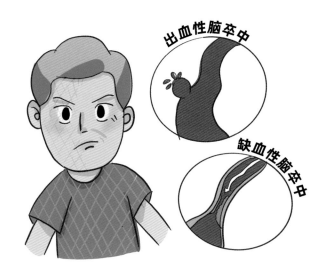

　　缺血性脑卒中是由于血管阻塞导致脑部失去血液供应，脑细胞缺血、缺氧后会出现死亡，从而表现出相应的临床症状，如一侧肢体无力、口角歪斜和

言语不清等，最常见的缺血性脑卒中是脑梗死。

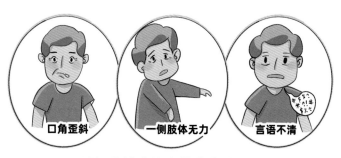

口角歪斜　　一侧肢体无力　　言语不清

脑细胞缺血死亡的临床症状

出血性脑卒中包括脑出血和蛛网膜下腔出血，是脑血管破裂导致的脑实质、脑室或蛛网膜下腔出血。

脑卒中的危害极大，是全球第二大死因，具有高发病率、高致残率、高复发率和高致死率的特点。因此，做好脑卒中的预防工作非常重要。常见的脑卒中危险因素包括高血压、吸烟、缺乏运动、高脂血症、不良的饮食习惯、肥胖、心脏病、过度饮酒和糖尿病等。人们在日常生活中应积极预防脑卒中，一旦发生脑卒中，应立即就医。

7 脑卒中有哪些临床症状?

大脑是人体最精密的器官,不同脑区或不同部位支配不同的神经功能,如肢体活动、语言和身体的冷热觉等。

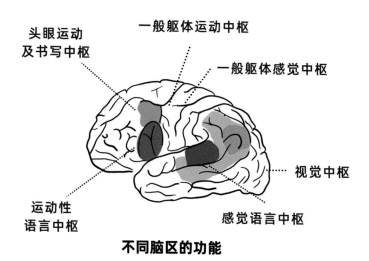

不同脑区的功能

脑出血或脑梗死破坏了哪部分脑组织，就会造成相应部位的神经功能缺损，如肢体活动障碍、语言障碍或吞咽困难等。

脑卒中的常见症状：①头晕，尤其是突然感觉眩晕；②肢体麻木，突然感觉一侧面部或手足麻木，有时可为舌头或嘴唇麻木；③暂时性吐字不清或讲话不灵；④肢体无力或活动不灵；⑤出现与平时性质不同的头痛；⑥不明原因突然跌倒或晕倒；⑦短暂意识丧失或性格和智力突然变化；⑧全身明显乏力，肢体软弱无力；⑨恶心、呕吐或血压波动；⑩整天处于嗜睡状态；⑪一侧或某一个肢体不自主地抽动；⑫双眼突然一时看不清眼前的事物。如果出现上述症状，患者就要警惕是否发生了脑卒中，此时应及时就医，及时治疗。

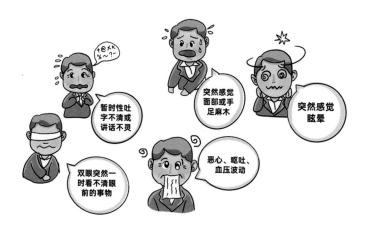

8 什么人容易得脑卒中?

老年人是脑卒中的危险人群。长期不良的生活习惯，如吸烟、缺乏运动和过度饮酒等，容易引发脑卒中。

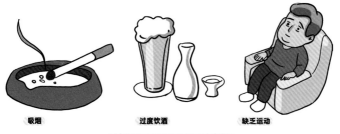

吸烟　　　　过度饮酒　　　　缺乏运动

导致脑卒中的不良生活习惯

缺血性脑卒中最常见的病因是动脉粥样硬化，即在血管壁病变的基础上发生管腔狭窄、闭塞或血栓形成。

正常的血管

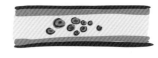

血管壁病变

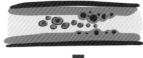

管腔狭窄、闭塞或血栓形成

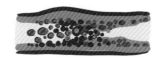

高血压、高脂血症、糖尿病等是其主要危险因素，可导致动脉粥样硬化性脑梗死。因此，高血压、高脂血症、糖尿病患者容易患脑卒中，且长期血压控制不佳、血压波动大的患者更易患脑卒中。长期血压高往往会导致小血管病变，临床上易引发腔隙性脑梗死。心房颤动、心脏附壁血栓等心源性因素也可引发脑卒中，往往由栓子脱落导致脑栓塞。卵圆孔未闭是青年发生脑卒中的原因之一。还有一些少见的病因，如动脉夹层、先天性血管发育异常和血液成分异常等，往往不易在发病前被发现。还有一部分脑卒中患者病因不明。

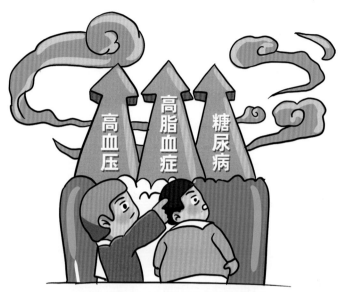

这三类患者容易得脑卒中

　　长期血压高或控制不佳还容易导致脑出血，尤其在情绪激动、剧烈运动或寒冷季节时更易引发脑出血。

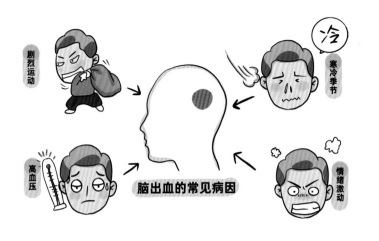

剧烈运动

寒冷季节

高血压

脑出血的常见病因

情绪激动

　　脑出血的其他病因包括脑动脉畸形、动脉瘤、血液病、脑淀粉样血管病、动脉炎和服用抗凝药物等，往往在发病前不易察觉。

　　积极去除病因是治疗和预防脑卒中的关键。

9 记住这三个数字，就能拥有识别脑卒中的"火眼金睛"！

脑卒中发病过程急，症状可能很重，故需要第一时间识别，才有可能及时到医院就诊。这里就教大家一个识别脑卒中的小窍门——脑卒中"一二零"。

"一"看一张脸：请面向镜子露出牙齿，注意观察嘴角两侧的面纹（法令纹）是否对称，如果出现了一侧深一侧浅的情况，就要怀疑脑卒中了。

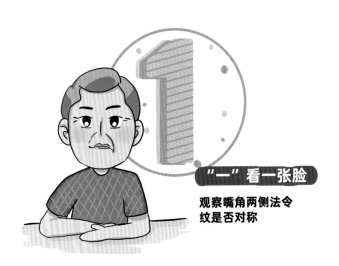

"一"看一张脸

观察嘴角两侧法令纹是否对称

"二"查两只胳膊：请平举双臂，正常情况下，健康者的双臂可以维持平举很长时间，如果出现一侧胳膊抬不住，也要怀疑脑卒中。

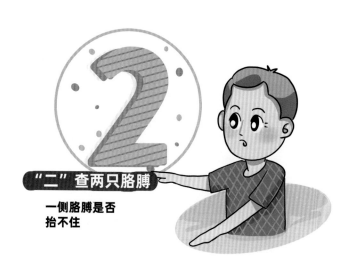

"二"查两只胳膊

一侧胳膊是否
抬不住

"零"即聆听语言。可以和身边的朋友说几句话，如果发现自己说话不清楚、大舌头，也要怀疑脑卒中。

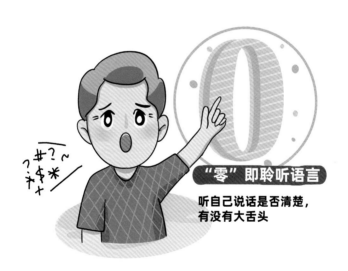

"零"即聆听语言

听自己说话是否清楚，有没有大舌头

如果出现了"一二零"这三种情况中的任意一种，应立即拨打急救电话，选择最近的脑卒中中心及时就诊，为抢救赢得时间。

10 出现了可疑脑卒中的预警症状该怎么办？

　　如果出现可疑脑卒中的预警症状，患者需要立即通知周围人或家人在身边陪伴，同时紧急拨打急救电话，或尽快到急诊就诊。注意要选择能治疗脑卒中的医院，如具有脑卒中中心的医院。

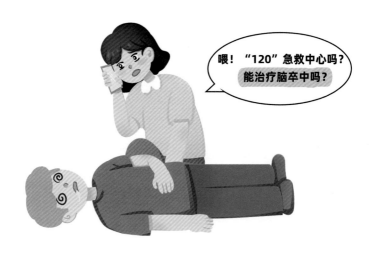

　　脑卒中的最佳治疗时间是发病3小时内，时间就是生命，救治越快越好，不能等待患者自我好转，以免失去最佳治疗时机。搬动患者时最好使用担架，以避免路途中颠簸。

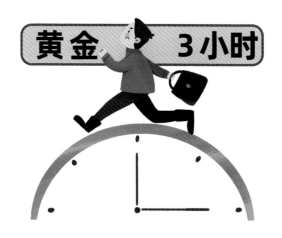

在等待救护车的时候，患者要保持安静、卧床休息，家人可进行家庭紧急处理。如果家里有血压计和/或血糖仪，家人可测量并记录患者的血压和/或血糖。注意不要给患者服用一些功效不确定的药物，以免出现不良反应，或因患者的吞咽问题造成呛咳、误吸，增加治疗难度。

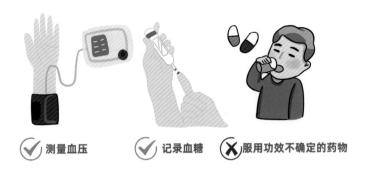

✅ 测量血压　　✅ 记录血糖　❌ 服用功效不确定的药物

　　家人还应准备患者的既往病历和检查结果，以及就诊时所需证件，由了解患者病情的家人陪同患者去医院就诊，以便给医生提供详细病史。

11 如何预防脑卒中？

有研究显示，全球90%的脑卒中（又称"中风"）是由10个危险因素造成的。这些危险因素包括高血压、高脂血症、吸烟、缺乏运动、腹型肥胖、心脏疾病、饮食因素、饮酒、糖尿病和心理因素。

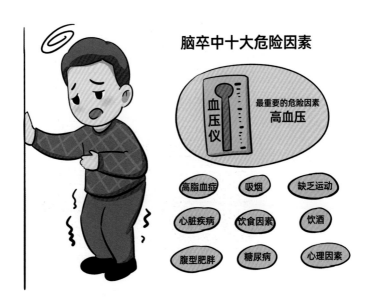

脑卒中十大危险因素

最重要的危险因素
高血压

血压仪

高脂血症　吸烟　缺乏运动

心脏病　饮食因素　饮酒

腹型肥胖　糖尿病　心理因素

　　其中，高血压是最主要的危险因素，也是能有效预测脑卒中最重要的靶标。预防和控制高血压，要注意限盐（建议使用盐勺）、均衡膳食、控制体重、保持适当的体力活动、保持乐观的心态、减轻工作压力，还要戒烟、限酒。

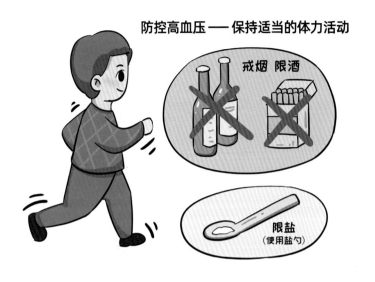

防控高血压 —— 保持适当的体力活动

戒烟 限酒

限盐
（使用盐勺）

运动需要多样化，应根据个人情况选择合适的有氧运动。在运动过程中要避免出现损伤，不要超负荷运动，也不要猛烈甩头，老年人应避免跌倒。如果存在腹型肥胖，要注意改善生活方式，合理饮食，增加运动量。

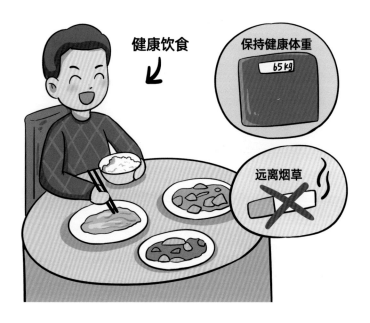

　　如果出现血脂水平异常，也应首先进行生活方式的调整，包括低盐、低脂饮食和适当进行运动。如果生活方式的改善仍不能改善血脂水平异常，则需要使用调脂药物进行治疗。

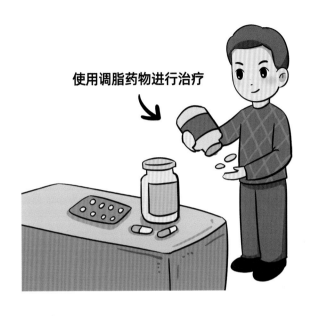

使用调脂药物进行治疗

  此外，如果已患脑卒中，那么要注意预防脑卒中复发（再次发病）。根据美国心脏协会/美国卒中协会（AHA/ASA）发布的脑卒中二级预防临床指南的建议，通过控制血压、健康饮食、规律运动、远离烟草和保持健康体重，可以预防约80%的脑卒中复发。

12 如何治疗脑卒中？

　　脑卒中可造成永久性神经损伤，急性期如果不及时诊断和治疗，患者可出现严重的并发症，甚至导致死亡。

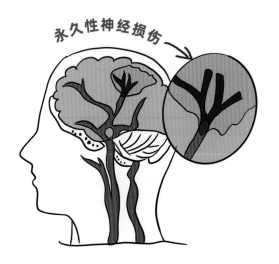

永久性神经损伤

脑卒中根据不同的发病部位可采取不同的治疗方式，主要包括药物治疗和手术治疗。针对脑卒中的特异性治疗包括溶栓、抗凝、抗血小板聚集和神经保护治疗等；非特异性治疗包括降压、管控血糖、处理脑水肿和颅内高压等。

（1）药物治疗

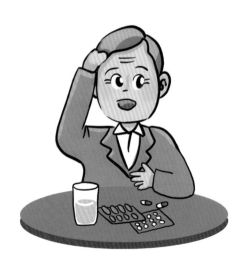

溶栓是目前公认的脑卒中最有效的救治方法，但有严格的时间窗要求，即静脉溶栓限定在发病4.5小时内，动脉溶栓时间可适当延长。

对于脑卒中合并高血压的患者，在脑卒中急性期，血压的控制应遵循脑卒中的相关指南；对于慢性或陈旧性脑卒中患者，血压控制目标一般为＜140/90 mmHg；对于合并血脂异常和糖尿病的患者，血压控制目标一般为＜130/80 mmHg。脑卒中患者的降压治疗原则是平稳、持久，有效控制24小时血压，尤其是清晨血压。降压治疗时药物应从小剂量开始，切忌降压速度太快，以防脑供血不足。

缺血性脑卒中发病24小时内，患者的血压控制应谨慎。

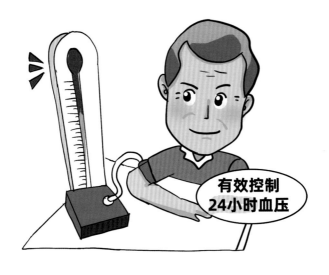

（2）手术治疗

1）颈动脉内膜切除术：适用于颈内动脉颅外段严重狭窄（狭窄程度超过70%）、狭窄部位在下颌骨角以下且手术可及者。

颈内动脉完全性闭塞24小时内，经相应评估后可以考虑手术治疗；而闭塞时间超过24小时且已发生脑软化者，

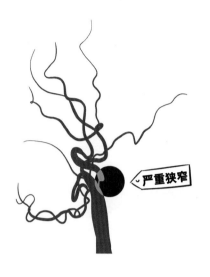

严重狭窄

则不宜采用手术治疗。

　　2）颅外-颅内动脉吻合术：该术式对预防短暂性脑缺血发作效果较好，可选用颞浅动脉-大脑中动脉吻合术、枕动脉-小脑后下动脉吻合术和枕动脉-大脑后动脉吻合术等。

13 服用他汀类药物有哪些注意事项？

　　他汀类药物是缺血性脑卒中治疗中非常重要的药物，对于存在颈动脉斑块、狭窄或颅内动脉狭窄、既往有脑梗死病史的患者，均需服用他汀类药物进行治疗。但很多缺血性脑卒中患者却因为担心他汀类药物的不良反应而拒绝服用。那么，服用他汀类药物有哪些注意事项呢？

（1）定时、定量服用

他汀类药物种类繁多，部分药物只能在睡前服用，部分药物可以在全天任何时间服用，但都需要遵照医嘱定时、定量服用，尽量不要漏服。

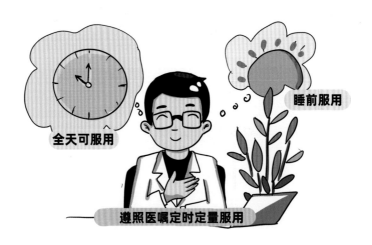

全天可服用

睡前服用

遵照医嘱定时定量服用

（2）注意不良反应

他汀类药物常见的不良反应有肝功能异常、肌酸激酶水平升高等，服用期间患者需要定期复查各项指标。另外，患者需要注意服药期间有无肌肉酸痛等症状，如果出现，不能大意，需要尽快就医，并在医生的建议下做相关检查，根据具体情况采取相应的调理措施。

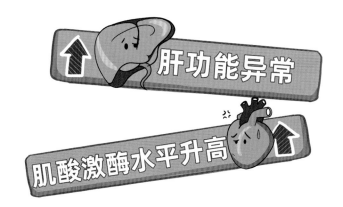

（3）注意不同药物的剂量

他汀类药物种类繁多，各种药物的强度不一，不能简单地用一种药物替换另一种药物，故患者需要换药时应就诊，在医生的指导下进行调整。

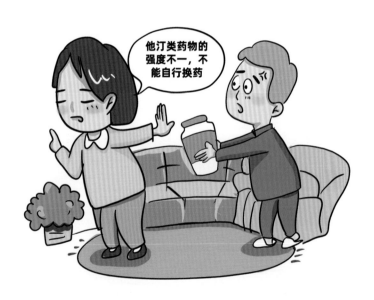

（4）注意饮食

患者在服用他汀类药物期间需要清淡饮食，以低脂、低盐均衡饮食为主，注意减少胆固醇的摄入，保证充足的睡眠，且需要进行适度的锻炼。

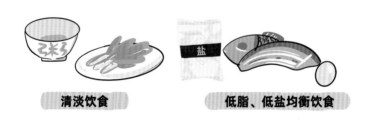

清淡饮食　　　　低脂、低盐均衡饮食

14 如何正确使用阿司匹林?

阿司匹林是目前防治脑卒中最常用的药物。它具有抑制血小板聚集的作用。

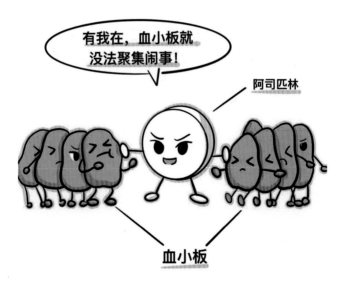

（1）什么人应该服用阿司匹林？

1）曾发生过脑卒中的患者应服用阿司匹林预防疾病复发。

2）具有两种或两种以上脑卒中危险因素者在控制危险因素的基础上应服用阿司匹林预防脑卒中，包括高血压、冠心病、糖尿病、颈动脉狭窄、肥胖、血脂增高、血小板高凝聚性、吸烟、遗传因素和脑血管硬化等。有研究证实，小剂量（75～150 mg）阿司匹林能显著降低45岁以上健康女性的首次脑卒中风险；阿司匹林给65岁以上的女性带来了双重收益，使这一亚组的首次心脑血管事件风险降低26%，其中心肌梗死风险降低34%，缺血性脑卒中风险降低30%。

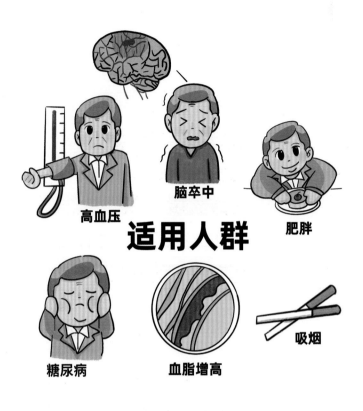

高血压

脑卒中

肥胖

适用人群

糖尿病

血脂增高

吸烟

（2）阿司匹林的最佳剂量是
多少？

有研究表明，阿司匹林在100 mg
时抑制血小板聚集的作用最明显，进

一步增加剂量并没有显著增强其抗血小板聚集功效，反而不良反应增加，如出血风险增加；而剂量过小（小于75 mg）时疗效则不确定。长期服用小剂量（75～150 mg）阿司匹林，患者能获得相对最佳的耐受性和疗效。循证医学指出，100 mg阿司匹林是预防脑卒中的最佳剂量。

（3）阿司匹林有哪些不良反应？

小剂量（75～150 mg）阿司匹林的不良反应主要是胃肠道反应和出血（包括胃肠道出血、颅内出血和其他部位出血）。既往有荟萃分析显示，阿司匹林可导致颅内出血风险增加，但该荟萃分析包括大剂量阿司匹林研究（大于500 mg/d，部分甚至大于1000 mg/d）。有研究发现，小剂量（75～150 mg）阿司匹林不增加颅内出血风险，且该剂量带来的收益远超其风险。脑卒中造成的社会、家庭负担要显著高于其导致的胃肠道不良反应，故将阿司匹林用于预防脑卒中的价值远高于其带来的胃肠道不良反应。因此，如无禁忌证，抗血小板聚集治疗（主要为阿司匹林）应常规用于所有缺血性脑血管病高危患者，且应长期使用。服用阿司匹林期间，患者应注意观察是否有黑便等消化道出血迹象，并定期复查血常规和肝、肾功能。

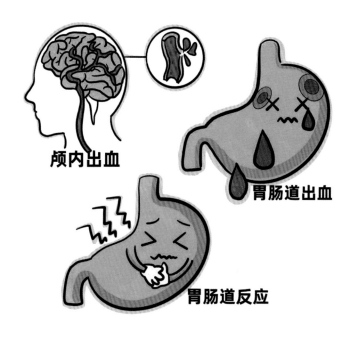

颅内出血

胃肠道出血

胃肠道反应

（4）阿司匹林该如何服用？

阿司匹林有普通片和肠溶片两种剂型，目前临床使用的主要是阿司匹林肠溶片。肠溶片在肠道溶解，可减少对胃部的刺激，但肠溶片必须空腹整片服用。空腹服用是指餐前1小时或餐后2小时服用。

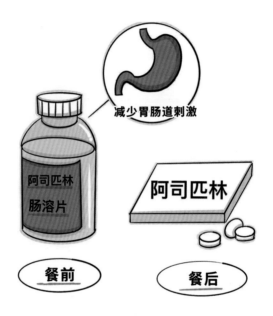

减少胃肠道刺激

阿司匹林
肠溶片

阿司匹林

餐前

餐后

15 颈动脉斑块一定要吃药吗?

　　近年来，人们越来越关注自己的身体健康，会定期进行健康体检。颈动脉B超操作简单、方便，是大多数健康体检都包含的项目。很多患者看到体检报告上颈动脉斑块的诊断，会非常紧张，便去医院咨询医生："颈动脉斑块会不会导致脑卒中？我要不要吃药？怎样才能把颈动脉斑块去掉呢？"

颈动脉斑块是动脉粥样硬化病变的一种。随着年龄的增长，人的动脉会老化，再加上一些如吸烟、高血压、糖尿病、高脂血症等危险因素，动脉内易形成斑块。在中国，40岁以上人群中约50%、70岁以上人群中约80%都存在颈动脉斑块。

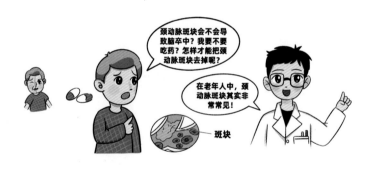

目前，颈动脉斑块一旦形成，药物治疗很难让其完全消失。但患者也无须过度担心，颈动脉斑块的风险主要在于可能引起脑卒中。颈动脉斑块引起脑卒中的主要原因是斑块不稳定，脱落的栓子栓塞远端脑血管；还有部分原因是斑块导致血管严重狭窄，进而导致脑供血不足。因此，医生会根据斑块的稳定性、大小、血管腔的狭窄程度来综合判断颈动脉斑块的风险，从而决定是否给予药物治疗。

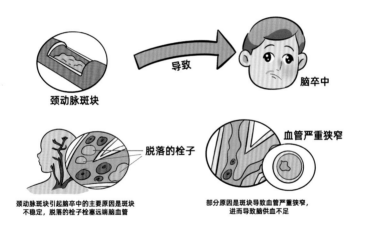

颈动脉斑块

导致

脑卒中

脱落的栓子

血管严重狭窄

颈动脉斑块引起脑卒中的主要原因是斑块不稳定，脱落的栓子栓塞远端脑血管

部分原因是斑块导致血管严重狭窄，进而导致脑供血不足

首先，对于颈动脉斑块患者，如果有缺血性脑血管病史（脑梗死或短暂

性脑缺血发作），无论血脂水平是否正常，均建议使用他汀类药物进行治疗。

其次，对于没有缺血性脑血管病症状或病史的患者，根据斑块的稳定性和斑块造成的血管狭窄程度不同，治疗方式也不一样。

（1）如果颈动脉斑块很小，超声显示斑块性质稳定（硬斑）且没有导致血管明显狭窄（＜50%），患者既往没有发生过脑卒中、冠心病，建议控制高血压、糖尿病、高脂血症和吸烟、饮酒等危险因素，并定期复查颈动脉超声，评估斑块的变化。

（2）如果影像学检查显示斑块处于不稳定状态（如低回声、混合回声）、颈动脉狭窄程度＜50%，即使血脂水平正常，也建议在控制危险因素的同时使用他汀类药物治疗。

（3）如果颈动脉狭窄程度＞50%，就需要加用抗血小板聚集药物，如阿司匹林等。如果颈动脉狭窄程度超过70%，就需要考虑局部植入支架或行颈动脉内膜剥脱术重建血管了。

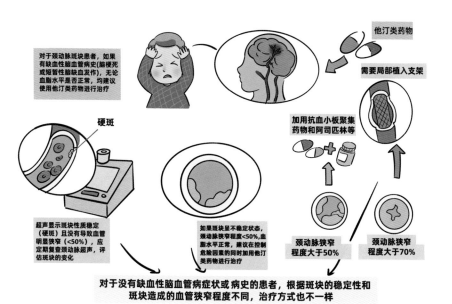

他汀类药物

对于颈动脉斑块患者，如果有缺血性脑血管病史（脑梗死或短暂性脑缺血发作），无论血脂水平是否正常，均建议使用他汀类药物进行治疗

硬斑

需要局部植入支架

加用抗血小板聚集药物和阿司匹林等

超声显示斑块性质稳定（硬斑）且没有导致血管明显狭窄（<50%），应定期复查颈动脉超声，评估斑块的变化

如果斑块呈不稳定状态，颈动脉狭窄程度<50%,血脂水平正常，建议在控制危险因素的同时加用他汀类药物进行治疗

颈动脉狭窄程度大于50%

颈动脉狭窄程度大于70%

对于没有缺血性脑血管症状或病史的患者，根据斑块的稳定性和斑块造成的血管狭窄程度不同，治疗方式也不一样

综上所述，当患者确诊颈动脉斑块时，先不要惊慌，应至医院就诊，让神经科医生进行专业的评估，确定最适合自己的治疗方案。当然，保持健康的生活方式，控制好血压、血脂、血糖，预防颈动脉斑块的发生，是更加提倡的措施。

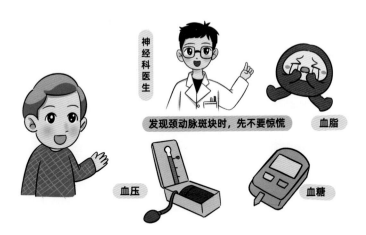

神经科医生

发现颈动脉斑块时，先不要惊慌

血脂

血压

血糖

16 脑卒中后身体已完全恢复，还需要继续服药吗？

1周前，老王吃早饭时突然出现右手拿不住筷子，且起身去卧室途中踉跄差点摔倒，家人赶紧把他送至医院。

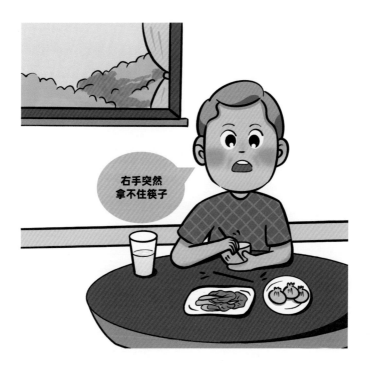

　　医生诊断老王患了脑梗死，治疗1周后老王的身体基本恢复正常，可以出院了。临走前，医生给老王开了几种口服药，并叮嘱他按时服药和定期到门诊复查。老王心里有个疑惑，我已经康复了，出院后为什么还要服药？

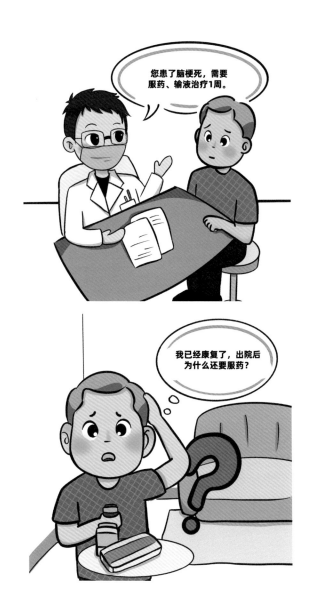

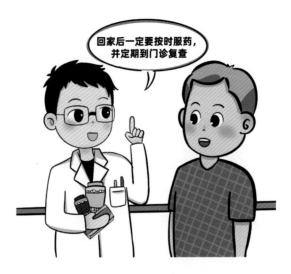

其实，脑梗死的用药在不同时期
具有不同意义。急性期的治疗可能包
括溶栓药、口服药、中成药等，主要目
的是溶解血栓、减轻脑水肿和防治并发
症。而脑梗死的发生往往是由供应脑组
织的血管出现动脉粥样硬化或狭窄、心
脏产生易脱落的栓子或其他病因所致，
故通常需要长期口服药物控制这些病
因，避免脑梗死复发。

这些药物包括起抗栓作用的阿司匹林、氯吡格雷、华法林、利伐沙班和达比加群等，起降低血脂、稳定动脉粥样硬化斑块作用的他汀类药物，以及降压、降糖药物等。综上，脑梗死的治疗绝不是"一锤子买卖"，要当作"持久战"长期用药，才能防止其"卷土重来"。

17 脑血管的"监测仪"

心脏有心脏监护仪，血压也有血压监测仪。大脑是人体中枢神经系统的主要组成部分，支配人的思维、活动和语言，而脑血管是负责给中枢神经系统运输血和氧的通道，如果脑血管出了问题，则后果不堪设想。

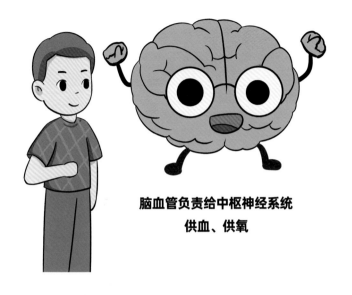

**脑血管负责给中枢神经系统
供血、供氧**

　　那么，有没有仪器能对脑血管进行监测呢？答案是肯定的，那就是经颅多普勒超声检查（TCD）。其是专门针对脑血管的血流而发明的，可以实时、长时间、动态地观察脑血流动力学和压力的变化，是排查脑血管是否有异常的监测仪。

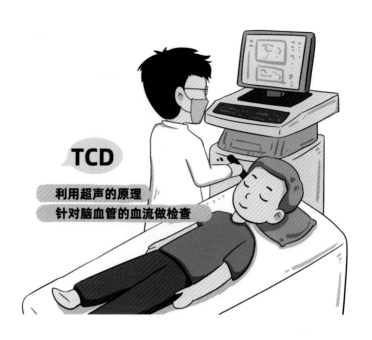

TCD

利用超声的原理
针对脑血管的血流做检查

　　在门诊给患者做筛查时，有时就能通过它监测脑血管，从而发现脑血管本身的病变和发出脑血管之前的大血管有没有异常。例如，患者存在颈动脉易损斑块时，极易脱落的斑块在做经颅多普勒超声检查时脱落，那么这个斑块在脑血管内就是血栓，而血栓遇到超声束时反射的声音与正常血流遇到超声束时反射的声音是不同的，呈短暂且尖锐的哨音，此时经颅多普勒超声检查马上就能识别出这个异常的血流声音，并把它以频谱的形式在电脑屏幕上显示出来。

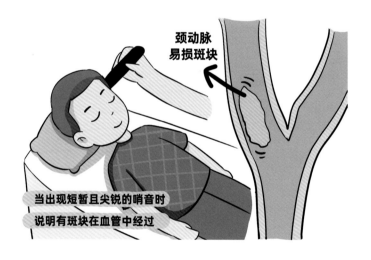

颈动脉
易损斑块

当出现短暂且尖锐的哨音时
说明有斑块在血管中经过

通过监测一段时间内血栓的数量，就可以判断患者发生脑血管病的风险，并辅助临床医生制定相应的治疗方案。

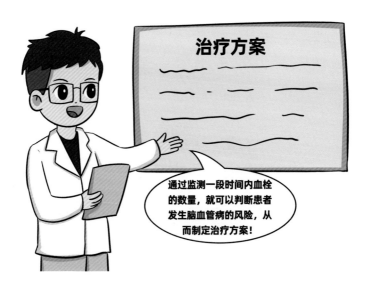

18 追踪人脑中的"鱼群"

　　人脑中的血管错综复杂，该如何发现脑血管异常呢？医院里影像学检查项目很多，有磁共振成像（MRI）、计算机体层成像（CT）等，但这些检查价格相对比较昂贵，且做放射线检查时还需要注意保护敏感的人体器官。

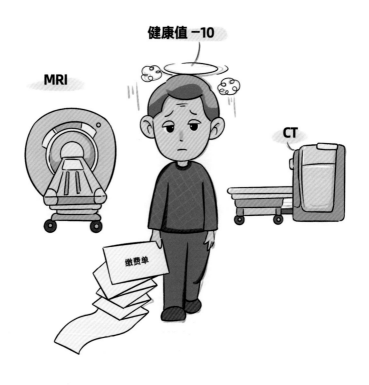

那么，临床上是否有既经济实惠、快速便捷、无痛且不伤害身体，又能达到筛查和预防脑血管病目的的检查项目呢？答案是有的，即经颅多普勒超声检查。

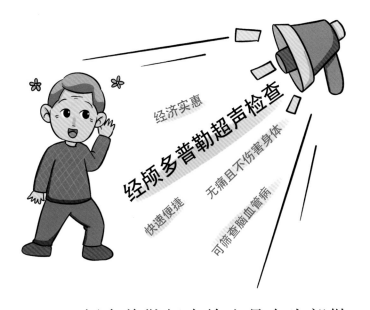

经颅多普勒超声检查

经济实惠

无痛且不伤害身体

快速便捷

可筛查脑血管病

经颅多普勒超声检查是在头部做的超声检查。其实，多普勒效应在我们的日常生活中有很多应用场景，如在火车站当火车进站时我们可以通过多普勒探查声音频率的变化来判断火车距离我们的近远；在捕鱼船上渔民可以通过多普勒探鱼设备探查鱼群距离船的远近，鱼群离船越近，则频率越高。

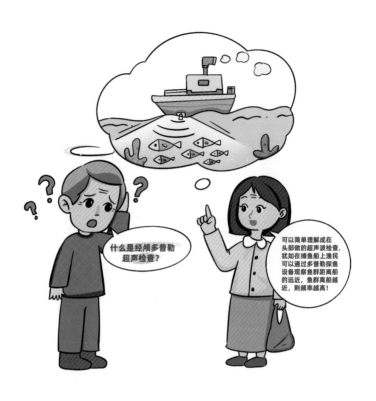

什么是经颅多普勒超声检查？

可以简单理解成在头部做的超声波检查，犹如在捕鱼船上渔民可以通过多普勒探鱼设备观察鱼群距离船的远近，鱼群离船越近，则频率越高！

　　那么，人脑中也有"鱼群"吗？人脑中当然没有河、海，更没有鱼，但脑血管及血液中的红细胞就像河水或海水中的鱼群一样，通过经颅多普勒超声检查设备就可以检测到血液中红细胞的流动，从而分析血液的流动方向和流动速度，进而判断脑血管局部供血是否充足。当存在"乱流"的情况时，就可以判断出局部血管狭窄。

根据血管狭窄程度的变化，其还可以判断是否需要安放支架进行疏通。

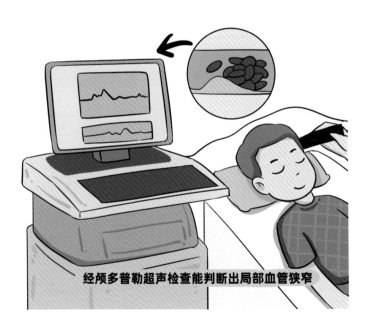

经颅多普勒超声检查能判断出局部血管狭窄

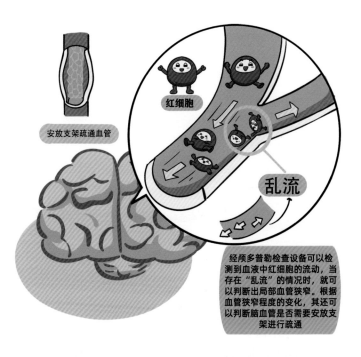

安放支架疏通血管

红细胞

乱流

经颅多普勒检查设备可以检测到血液中红细胞的流动，当存在"乱流"的情况时，就可以判断出局部血管狭窄。根据血管狭窄程度的变化，其还可以判断脑血管是否需要安放支架进行疏通

当然，用在人身上的经颅多普勒超声检查设备比起渔船上的多普勒探鱼设备要更加精细、小巧，它没有任何放射线，所以很安全。作为脑血管病筛查和预防的检查设备，它更容易被人们接受，也是临床医生判断患者病情的重要手段。

观察脑血管堵塞的"前哨兵"

经颅多普勒超声检查是观察脑血管堵塞的"前哨兵"。当血液在血管里流动时，如果管腔内壁光滑，那么血液里的红细胞、白细胞等成分会有规律地流动，各行其道，也称"层流"，其中红细胞的流速最快。这种状态下的血流声音是清脆悦耳的，没有杂音，血流速度也在正常范围内。

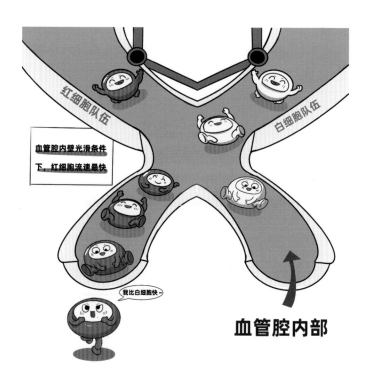

当血管腔内壁粗糙不平或出现不同程度的狭窄时，血液流经狭窄处，规律的层流状态就会被打乱，就像水流从窄的河道突然流入宽的河道一样，这时的血流声音会伴有杂音，血流速度也会

随着血管狭窄的程度发生变化。当血管狭窄到一定程度时，有可能会被堵塞，就会发生脑梗死！

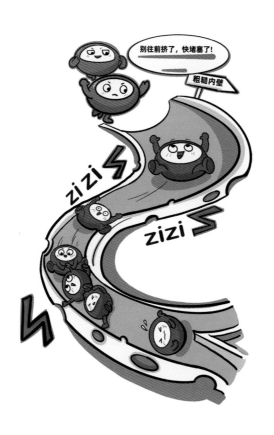

为什么会出现这种情况呢？肯定是有原因的，如血脂、血糖、血压升高，以及其他影响血管的因素，这些因素没有引起人们的重视，得不到控制或控制得不够好，血管就可能会亮起"红灯"。

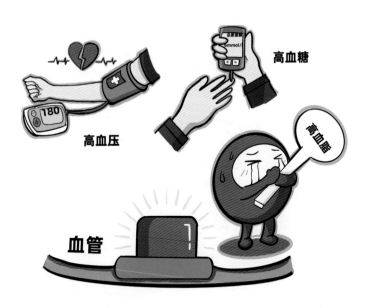

高血压

高血糖

高血脂

血管

大家也不要着急，有经颅多普勒超声检查这个"前哨兵"给我们巡逻呢！该检查不扎针、不动刀，又便宜，还能反复做，最重要的是它能动态观察脑血管的血流动力学变化，对血流压力、声音变化非常敏感，血流稍微有异常都能发现。经常做经颅多普勒超声检查就能提前发现脑血管发出的预警，防患于未然。

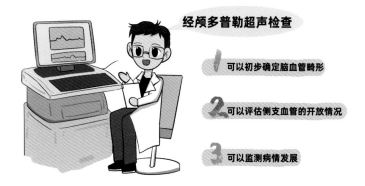

经颅多普勒超声检查

1 可以初步确定脑血管畸形

2 可以评估侧支血管的开放情况

3 可以监测病情发展

20 "长心·眼" 未必是好事

又遇到一例经颅多普勒超声发泡试验阳性Ⅳ级患者。

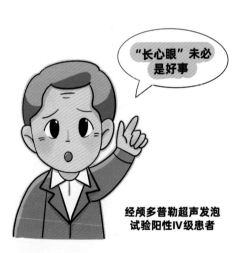

"长心眼"未必是好事

经颅多普勒超声发泡试验阳性Ⅳ级患者

面前这位中年男性几天前扛重物时突然感觉右侧肢体没有力气，肩上的重物也掉了下来，至急诊行磁共振检查后确诊得了脑梗死。

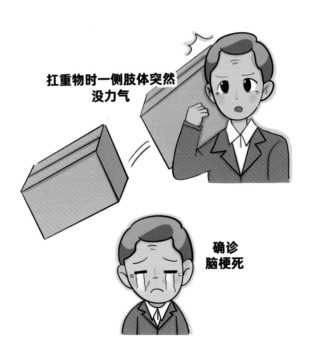

扛重物时一侧肢体突然
没力气

确诊
脑梗死

当时这位患者十分惊讶："我平时身体挺好的，也没得高血压、糖尿病，怎么就半身不遂了呢？"医生解释道："经颅多普勒超声发泡试验发现您卵圆孔未闭（PFO）"。正常人在胎儿时期与母体通过心脏内的卵圆孔进行营养成分的传递，约2岁时卵圆孔就应该闭合了。但有一部分人的卵圆孔没有完全闭合，这个右向左的异常通路就有可能造成脑梗死。

那么，什么是"雨帘"级的"PFO"呢？它是在做经颅多普勒超声发泡试验时发现的：从胳膊的肘静脉注入激活生理盐水，如果心脏内的卵圆孔没有完全闭合，长"心眼儿"了，那么激活生理盐水内超级微小的气体栓子就可以

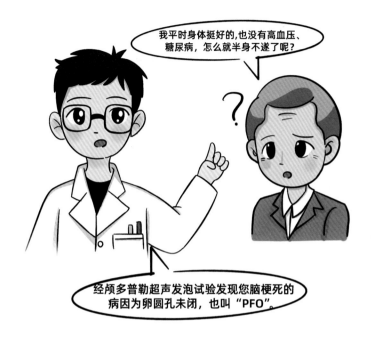

随着静脉血，通过这个"心眼儿"进入脑血管。应用经颅多普勒超声监测患者的脑血管时，可以捕捉到这些人造"栓子"。通过对"栓子"的计数进行分级，"栓子"的数目越多，级数越高，也说明"心眼儿"越大。要是栓子多得像下雨一样数不清个数了，就称作是Ⅳ级，即"雨帘"级。所以，长"心眼儿"未必是好事，如果血栓经过心脏这个异常孔洞堵塞了脑血管，那就患脑梗死了。

也就是说，这位患者可能就是心脏长"心眼儿"了，不过不用担心，可以至神经内科就诊，神经内科医生对这个病有丰富的治疗经验，这位患者遵医嘱进行治疗即可。

21 突然出现一侧肢体无力，一会儿就好了，要紧吗？

如果你突然出现一侧肢体无力，一会儿就恢复了，且没有遗留症状，需要考虑是短暂性脑缺血发作（TIA），这是一种神经系统疾病，需要立即就医。

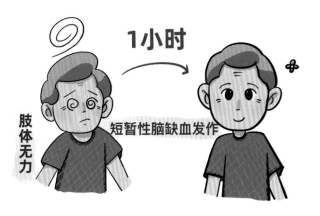

短暂性脑缺血发作好发于中老年人，是脑、脊髓或视网膜一过性缺血所致的短暂性、局限性功能缺损，患者可出现肢体麻木无力、言语不清和视物模糊等症状，通常在1小时内恢复，可反复发作。

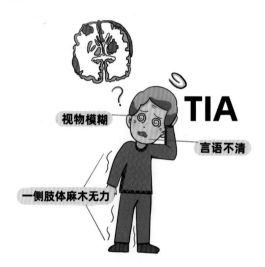

患者既往通常有脑血管病相关危险因素，如高血压、高脂血症、糖尿病、吸烟和饮酒等。由于缺血时间较

短，故颅脑的影像学检查可能未发现新发病灶。一旦出现短暂性脑缺血发作，患者应立即就诊于神经内科，完善相关检查，并尽早进行治疗。

短暂性脑缺血发作的常规治疗包括抗血小板药物、他汀类药物等；对于明确由心房颤动导致短暂性脑缺血发作的患者，应选择抗凝治疗。

TIA的治疗方法

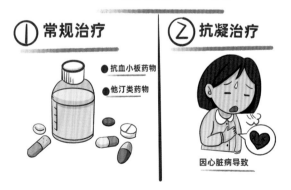

① 常规治疗　② 抗凝治疗
● 抗血小板药物
● 他汀类药物
因心脏病导致

此外，短暂性脑缺血发作患者应保持良好的生活方式和健康的饮食习惯，积极控制高血压、糖尿病、高脂血症等危险因素，适度锻炼，同时戒烟、限酒。

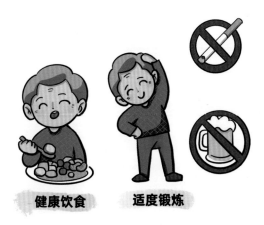

健康饮食　　适度锻炼

22 突然出现一侧肢体无力，持续不缓解，这是得了什么病呢？

　　如果患者突然出现一侧肢体无力，症状持续不缓解，应考虑为急性脑血管病，有可能是脑梗死。

脑梗死又称"缺血性脑卒中"，是指由脑部血液循环障碍导致的局部脑组织坏死和软化。

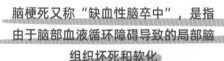

脑梗死又称"缺血性脑卒中"，是指由于脑部血液循环障碍导致的局部脑组织坏死和软化

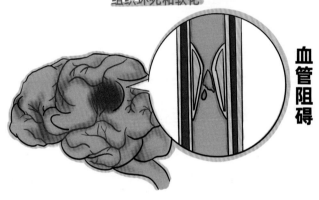

血管阻碍

　　脑梗死是脑卒中最为常见的类型，好发于中老年人，患者既往通常有脑血管病相关危险因素，如高血压、高脂血症、糖尿病、肥胖、吸烟和饮酒等。

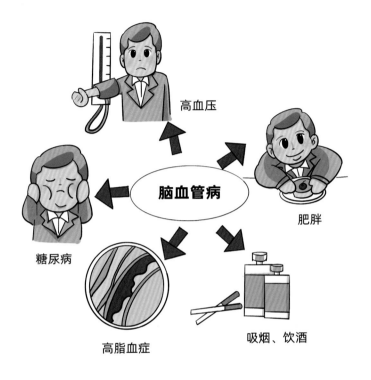

高血压

脑血管病

肥胖

糖尿病

高脂血症

吸烟、饮酒

　　脑梗死的临床表现多样，且与梗死部位密切相关，可表现为肢体麻木无力、言语不清、视物模糊、平衡能力差、理解能力下降和精神症状等。部分患者在脑梗死前可能会发生反复的短暂性脑缺血发作。

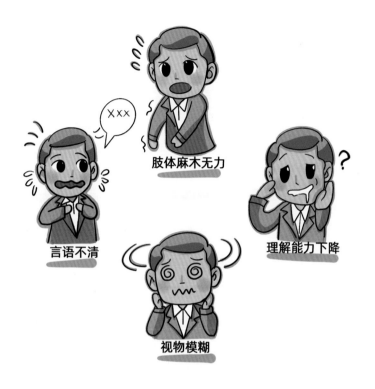

言语不清

肢体麻木无力

理解能力下降

视物模糊

　　根据病因，脑梗死可分为大动脉粥样硬化型、小动脉闭塞型、心源性、其他已知病因和病因未明等类型。

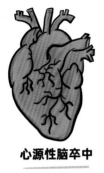

心源性脑卒中

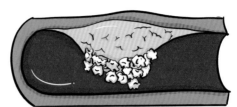

大动脉粥样硬化型脑梗死

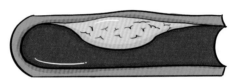

小动脉闭塞型脑梗死

在大动脉粥样硬化型脑梗死中，往往可通过血管检查发现大动脉粥样硬化和狭窄的证据，具体的发病机制又可分为原位血栓形成、动脉-动脉栓塞、低灌注/血栓清除率下降等。心源性脑梗死患者往往有心脏疾病病史，如心房颤动、心脏瓣膜病等，部分患者在脑梗死后才发现卵圆孔未闭或心律失常等病因。小动脉闭塞型脑梗死患者往往有长期慢性高血压病史。其他已知病因包括凝血功能异常、恶性肿瘤、自身免疫性疾病和药物等。

对于疑似脑梗死的患者，颅脑CT和磁共振成像是非常有诊断意义的检查。颅脑CT可显示脑组织的低密度病灶，而磁共振成像的高信号病灶则提示发生了急性脑梗死。此外，颈部血管超声、CT或磁共振血管成像（MRA）有助于脑梗死患者的病因判断。

一旦发生脑梗死，患者应立即至神经内科就诊，完善相关检查，并尽早进行治疗。常规治疗包括抗血小板药物、他汀类药物等。由明确的心房颤动导致短暂性脑缺血发作的患者应选择抗凝治疗。存在明显功能缺损的患者应积极进行康复训练，以促进功能恢复。此外，脑梗死患者应保持良好的心态、规律的生活作息和健康的饮食习惯，积极控制高血压、糖尿病、高脂血症等危险因素，同时戒烟、限酒。

23 患了脑梗死该怎么办？

（1）若怀疑自己患了脑梗死，要尽快到医院就诊，根据具体情况进行治疗。如果脑梗死处于发病的超急性期，根据具体情况尽早进行溶栓、取栓治疗，以获得最佳疗效。

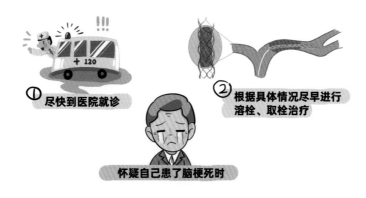

① 尽快到医院就诊

② 根据具体情况尽早进行溶栓、取栓治疗

怀疑自己患了脑梗死时

（2）之后要在医院进行病因检查和进一步的治疗，并规律服用药物，如抗血小板药物（包括阿司匹林、氯吡格雷等）、降血脂药物和降压药物等。同时，要控制好血压、血糖；避免吸烟、饮酒；控制体重，适当运动。

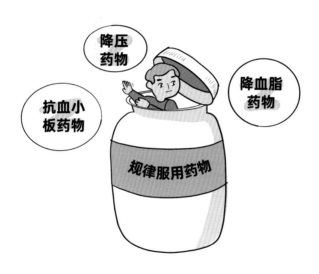

（3）如果患者存在后遗症和功能障碍，包括肢体活动不利和感觉麻木、言语不清、吞咽困难及大、小便失禁等，则需要及时进行康复治疗。

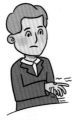
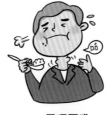
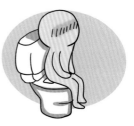

后遗症和功能障碍

感觉麻木　　　吞咽困难　　　大、小便失禁

　　康复治疗就是综合使用各种治疗方法尽可能纠正或改善脑卒中各种后遗症，提高患者的生活自理能力，包括独立穿衣、吃饭、洗漱和步行等，提高患者的生活质量，从而使患者可以重返社会。

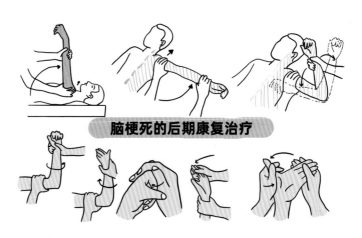

脑梗死的后期康复治疗

24 手脚麻木就是脑梗死吗？

　　在日常生活中，中老年人经常会出现手脚麻木的情况。有些人习惯性地认为，手脚麻木就是脑血管出了问题，从而惊慌失措，甚至产生各种疑问，如我是不是得了脑梗死？我现在该怎么办？

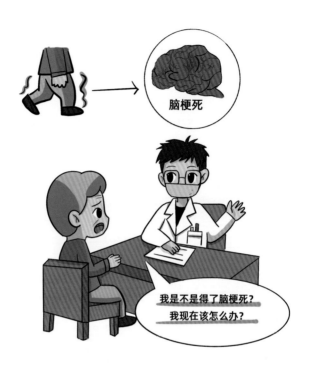

（1）手脚麻木的原因

那么，出现手脚麻木就一定是脑梗死吗？它具体是由哪些原因引起的？从原因上分析，出现手脚麻木大致可分为以下几种情况。

1）一些中老年人由于长期食用单

一食物或胃肠道吸收能力差，或患有胃肠道基础疾病，从而导致营养缺乏，如B族维生素缺乏等，可能会引起手脚麻木。

2）糖尿病引起的周围神经病变表现为四肢末梢感觉减退和麻木。

3）如果出现了上肢麻木，很有可能是颈椎病。

4）如果出现了单侧手脚麻木，应警惕脑梗死，但脑梗死通常还伴有黑朦、言语不清和肢体无力等症状。

5）腰椎局部骨质增生等压迫局部神经，会导致下肢麻木、无力和萎缩等症状。

6）如果出现手部麻木、无力和萎缩等症状，要鉴别是否为手部神经受压，如肘管综合征、腕管综合征等。

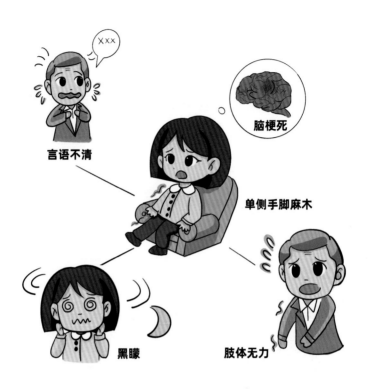

言语不清

脑梗死

单侧手脚麻木

黑矇

肢体无力

（2）手脚麻木的判断和治疗

那么，应该如何进行手脚麻木的基本判断和治疗呢？

1）表现为单侧上肢麻木且多在睡醒后出现，最常见的原因是颈椎病，可及时行颈椎正侧位、双侧斜位的X线检查来确定是否为颈椎病。一旦确诊，应采用物理疗法、运动疗法和药物等进行治疗；单侧上肢麻木还有可能是由腕管综合征、胸出口综合征导致的，此时可以采用制动、抗炎、物理疗法等进行治疗。

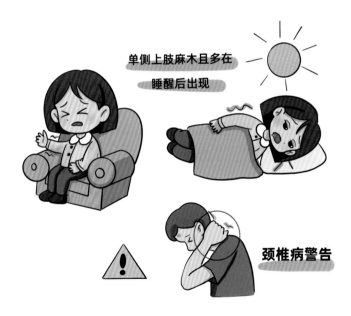

单侧上肢麻木且多在睡醒后出现

颈椎病警告

2）表现为单侧下肢麻木，最常见的原因是腰椎间盘突出，压迫了坐骨神经，此时首先要行腰部CT和磁共振成像（MRI）等影像学检查，确诊后在医生的指导下进行牵引、针灸、按摩和运动疗法等治疗。

3）如果患者有高血压、高脂血症等基础疾病病史，且出现了一侧手脚麻木，要立即去医院就诊，行颅脑CT和MRI等检查，确定是否为颅内病变，如脑梗死、颅内肿物压迫等，进而采取积极的治疗。

4）若是四肢麻木，如四肢出现"手套样""袜套样"麻木，要确认是否为糖尿病引起的周围神经病变，患者应在医生的指导下测量餐后血糖、餐后2小时血糖，并进行糖耐量测定，如果确诊为糖尿病，要进行降糖治疗，补充B族维生素。此外，长期大量饮酒导致的酒精中毒也会引起相同症状，戒酒后经过治疗，症状会逐渐好转。

5）睡眠姿势不当和机械性压迫也会导致手部麻木，此时不必惊慌，其持续时间不会太长，活动一下上肢、手腕，症状很快就会缓解。

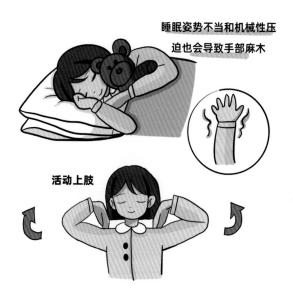

睡眠姿势不当和机械性压迫也会导致手部麻木

活动上肢

综上所述，手脚麻木很多时候并不是由脑梗死导致的。患者要冷静对待，讲清楚患病部位和性质，医生才能进行正确诊断，进而给予合适的治疗。

25 明明患的是脑梗死，为什么要做心脏检查？

　　这已经是老王第三次因为脑梗死住院了。虽然老王平时也在按照医嘱规律服药，可还是没能逃过脑梗死复发的"魔咒"。主管医生给老王安排了药物和康复治疗，还给他预约了很多检查，如颅脑CT、MRI、超声和化验等。让老王不解的是，除了脑部检查，医生还给他安排了几项心脏检查，并叮嘱老王这些结果非常重要，这又是为什么呢？

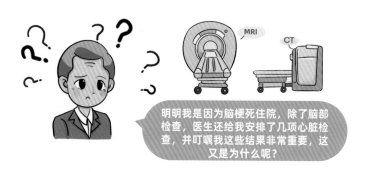

明明我是因为脑梗死住院，除了脑部检查，医生还给我安排了几项心脏检查，并叮嘱我这些结果非常重要，这又是为什么呢？

通俗来说，脑梗死就是脑血管发生了堵塞，导致脑组织缺血、坏死，从而出现肢体麻木无力、言语不清等临床症状。供应脑组织的血液来自心脏，通过心脏规律的收缩泵入脑血管。心脏和脑血管的关系就像水泵和连接其上的水管。脑血管发生堵塞，既可能是因为脑血管本身发生了病变，如动脉粥样硬化斑块引起血管狭窄；也可能是由心脏这个"水泵"里出现了"杂质"，"杂质"随着血液漂流到脑血管引起血管堵塞。

心脏内的"杂质"被称为栓子。健康的心脏规律跳动，心脏的瓣膜像水泵的闸门一样一开一合，血液在心脏内快速通过，不易产生栓子。当心脏跳动不规律、不协调或心脏瓣膜出现了开合问题时，血液就容易在心脏内淤滞，栓子就在不知不觉中产生了。

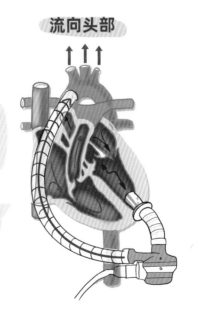

流向头部

心脏和脑血管的关系就像水泵和连接其上的水管

心脏=水泵

如心房颤动（简称"房颤"）等心律失常、急性心肌梗死导致的室壁瘤、扩张性心肌病等心肌改变、二尖瓣狭窄等心脏瓣膜病，都有可能造成心脏产生栓子，从而增加脑血管堵塞的风险。而心脏彩超、动态心电图等检查可以对这些心脏疾病进行筛查。由于心脏产生的栓子与动脉粥样硬化斑块狭窄造成的血管堵塞在血栓成分上有所区别，故需要选择不同种类的抗血栓药物预防脑梗死。

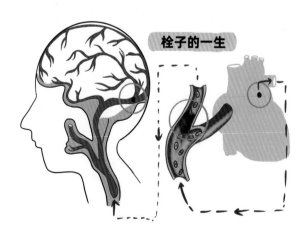

栓子的一生

通过仔细评估老王的全身情况，医生发现虽然老王的脑血管本身没有严重问题，但却发现了阵发性房颤，这就是老王反复发生脑梗死的"罪魁祸首"。阵发性意味着时有时无，患者不能因为其间断出现就放松警惕，它同样可以导致心脏产生栓子，增加血栓风险，却又加大了发现的难度。这次出院，医生给老王量身定制了预防脑梗死的用药方案，并建议他到心内科门诊定期复查，老王也终于明白了为何"脑病需按心病医"。

帕金森病

如果出现一侧上肢不由自主且有节律地抖动,静止时明显,活动后减轻;肢体僵硬;动作比以前减慢,走路时脚拖地;表情减少,甚至莫名其妙地跌倒,且伴有大便干燥、嗅觉减退、睡眠时喊叫和拳打脚踢等情况,需要警惕帕金森病。

那么，您知道帕金森病有哪些临床表现吗？它主要包括运动症状和非运动症状两大症状。下面我们重点介绍一下运动症状。

（1）静止性震颤

常为帕金森首发症状，多由一侧上肢远端开始，手指出现节律性对掌运动，如"搓丸样"动作，安静时出现，随意运动时减轻或停止，紧张时加剧，入睡后消失。

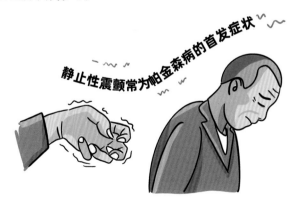

静止性震颤常为帕金森病的首发症状

（2）肌强直

多自一侧肢体开始，表现为"铅管样"或"齿轮样"肌强直，张力增高初期患者会感到患肢运动不灵活，有僵硬感或紧张感，逐渐加重，进而出现运动困难。

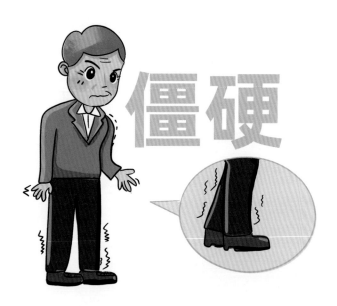

（3）运动迟缓

表情肌活动少，表现为双眼凝视、瞬目减少和面具脸；咽喉部受累，表现为流涎、说话犹豫、语调低平和构音障碍；手指精细动作（如系纽扣、系鞋带等）困难、手指僵直、小写症；起床、翻身、步行和变换方向等迟缓。

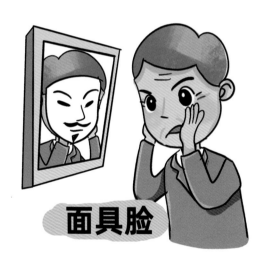

面具脸

（4）姿势/步态异常

呈屈曲姿势，起步困难，行走时出现小碎步、上肢摆动消失、下肢拖曳，越走越快，呈慌张步态，或行走中突然僵住，像冻结在地面上一样；躯干僵硬，平衡困难，用连续小步使躯干与头部一起缓慢转动。

27 排便困难、嗅觉减退为哪般？

　　帕金森病的临床表现除了人们熟悉的静止性震颤、肌强直、运动迟缓和姿势/步态异常外，还有很多非运动症状，如嗅觉减退、便秘和睡眠障碍等。有些非运动症状在帕金森病的运动症状出现以前几年甚至几十年就已经出现，贯穿整个帕金森病的病程，严重影响患者的生活质量。非运动症状具体包括以下几个方面。

（1）感觉障碍
　　感觉障碍包括嗅觉障碍和疼痛。

80%～90%的帕金森病患者存在嗅觉障碍，表现为嗅觉减退或丧失。嗅觉障碍可能发生在运动症状出现之前，具有早期诊断价值。疼痛多位于颈部、腰部、下肢和关节等处，极易被误诊为骨科疾病。

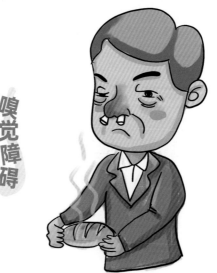

嗅觉障碍

（2）睡眠障碍

睡眠障碍包括入睡困难、睡眠维持困难（睡眠片段化）、日间过度嗜睡、不宁腿综合征（RLS）和快速眼动睡眠行为障碍（即睡眠中出现挥拳、踢腿等动作）。

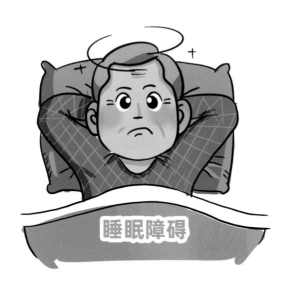

睡眠障碍

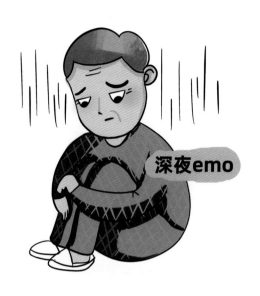

（3）神经精神障碍

　　神经精神障碍包括抑郁、焦虑和淡漠，记忆力下降，痴呆，人物、动物等非恐怖影像的视幻觉，以及怀疑配偶不忠、亲属偷窃自己财物等精神症状。

（4）自主神经功能障碍

自主神经功能障碍包括便秘，尿频、尿急、尿潴留，直立性低血压，出汗异常，以及性功能障碍等。

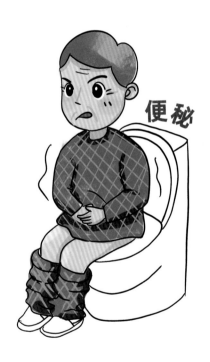

便秘

28 帕金森病会遗传吗?

很多患者确诊帕金森病后都担心会遗传给下一代。那么,帕金森病真的会遗传吗?

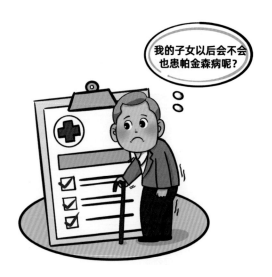

我的子女以后会不会也患帕金森病呢?

不可否认的是，部分帕金森病患者确实有家族聚集现象，这一比例通常在1/10左右，是比较低的。如果你的直系亲属中有帕金森病患者，那么发生帕金森病的风险会比正常人高一些，但仍处于较低水平，无须过分担心。有家族史的帕金森病患者，其特点与一般的

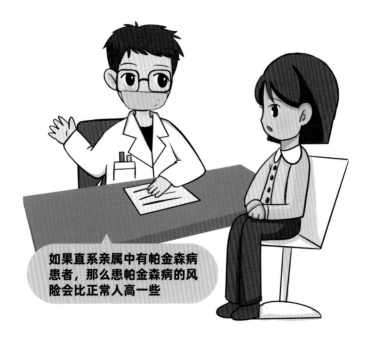

如果直系亲属中有帕金森病患者，那么患帕金森病的风险会比正常人高一些

帕金森病患者不太一样，例如，发病年龄较早，可能在二三十岁就发病了；还有就是有些药物的疗效不理想等。

当然，帕金森病的原因十分复杂，除了遗传因素外，不良的生活方式、接触有毒和有害物质等都会增加患帕金森病的风险。而非遗传因素是可以改变的，从而降低帕金森病的发生风险。

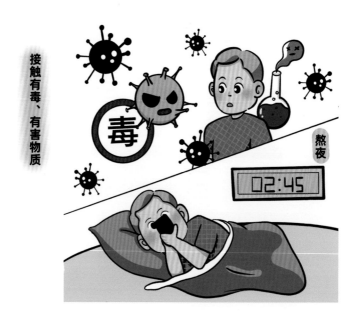

对于有遗传性帕金森病的个体来说，除了基因检测外，更加需要避免帕金森的危险因素。

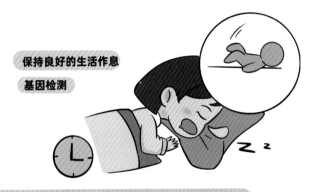

保持良好的生活作息

基因检测

主动改变非遗传因素，从而降低帕金森病的发生风险

四

痴呆

29 什么是阿尔茨海默病？

阿尔茨海默病又称为"老年性痴呆"，是临床最常见的一种痴呆。这是一种影响记忆、思维和行为的疾病，症状最终严重到足以干扰日常生活和工作。

大多数阿尔茨海默病患者的发病年龄都在65岁以上。在疾病的早期阶段，患者的记忆力减退较轻微，但会在几年内逐渐恶化。到了晚期，患者失去了与他人对话和对环境做出反应的能力，生活完全依赖于他人，即使是吃饭、穿衣服和洗澡都需要他人照顾。

阿尔茨海默病早期最常见的症状是难以记住新接触的信息，其他症状包括定向力障碍（如对事件、时间和地点等信息越来越困惑）、情绪和行为发生改变（很多患者会表现出对家人、朋友和专业护理人员的无端猜疑）。出现记忆力减退或其他症状的患者可能很难意

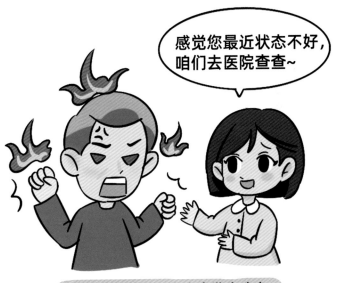

感觉您最近状态不好，咱们去医院查查~

患者的情绪和行为也会发生改变

识到自己存在问题，家人或朋友更容易发现患者的异常表现。

有痴呆症状者应尽早就医，让有经验的医生进行评估。早诊断、早治疗有助于提高患者的生活质量。

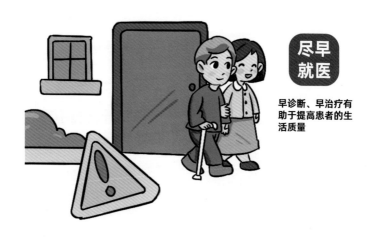

尽早就医

早诊断、早治疗有助于提高患者的生活质量

目前被公认的是，阿尔茨海默病是由多种因素共同作用的结果。一小部分由遗传因素所致，在此类患者中可以检测到一些基因突变。而大多数阿尔茨海默病常由环境（如口腔和肠道微生物群）或不良的生活方式（如高糖、高脂饮食等）等多种因素综合作用所致。明确病因对于预防和治疗阿尔茨海默病非常重要。

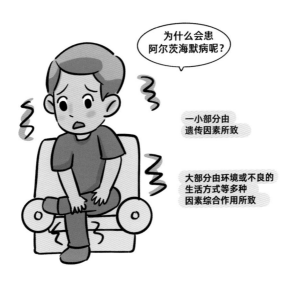

目前尚无治愈阿尔茨海默病的方法。一些治疗方法可暂时延缓痴呆症状的恶化，并改善患者及其照护者的生活

质量。全球一直都在努力寻找更好的方法来治疗阿尔茨海默病，争取延缓发病并防止疾病进展。

　　每年9月21日被确定为"世界老年性痴呆病宣传日"（简称"世界老年痴呆日"）。全球许多国家和地区都在这一天举办各种活动，来宣传预防和治疗老年性痴呆的相关知识。国家、社会和公众应该对老年性痴呆患者及其家庭给予理解、接受、帮助和支持，而不应让患者及其家庭遭受贬低、孤立和歧视，以及恐惧、焦虑和羞耻。

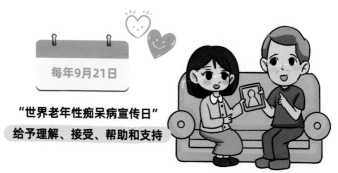

每年9月21日

"世界老年性痴呆病宣传日"
给予理解、接受、帮助和支持

30 被误诊为精神障碍的阿尔茨海默病

有些人认为精神障碍（又称"精神病"）和阿尔茨海默病是风马牛不相及的两种疾病，怎么可能会被误诊，觉得很可笑，更有甚者认为是医生胡乱诊断。其实不然！有时候，这两种疾病真的需要好好鉴别才能区分。

精神障碍

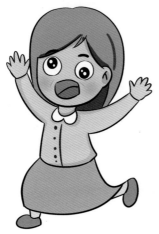

阿尔茨海默病

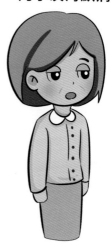

　　下面介绍一个病例：一位老奶奶因为毫无征兆出现胡言乱语、看到一些不存在的人、听到一些不存在的声音，甚至夜间不睡觉、跑出家门，而被家人带去精神病医院就诊，在服用氯硝西泮、喹硫平等多种药物后变得很安静，也不胡闹了，但反应迟钝，每天发呆，

不能与人进行正常的交流。因此，家人担心患者有其他问题而带其至神经内科就诊。经过检查，考虑患者为中晚期阿尔茨海默病，遂逐渐停用上述药物，并给予治疗阿尔茨海默病的美金刚口服。之后患者未再出现精神症状且沟通良好，家人和患者都非常满意。

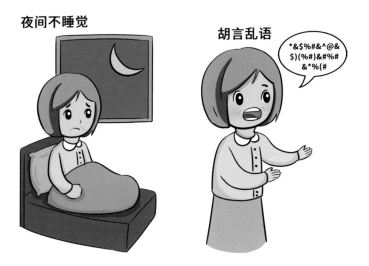

夜间不睡觉

胡言乱语

那么，这样一个精神症状突出的患者为什么会确诊阿尔茨海默病呢？这就不得不提到精神行为症状，它是阿尔茨海默病的三大症状之一，在中晚期阿尔茨海默病患者中尤为突出，也是给患者家人造成困扰的重要因素之一。有的患者表现比较轻微，只是面对生疏和复杂的事物出现疲劳、焦虑和消极情绪，不爱清洁、不修边幅、暴躁、易怒、自私多疑；而比较严重的患者则可能变得易激惹，出现幻觉、妄想、兴奋欣快、言语增多、沉默不语和兴趣缺失；有些患者会出现明显的人格改变，丧失羞耻感，如随地大、小便等。

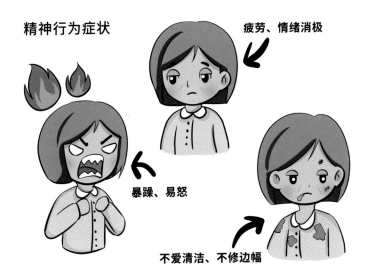

精神行为症状

疲劳、情绪消极

暴躁、易怒

不爱清洁、不修边幅

因此，当老年患者出现精神行为方面的改变时，家人应带其及时就医。如果是阿尔茨海默病所引起的精神行为症状，通过服药是可以得到有效改善的。

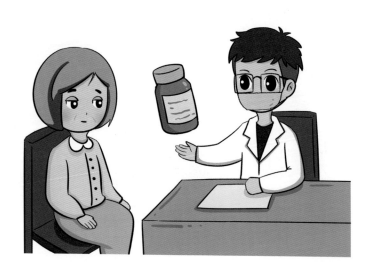

31 丢三落四是 阿尔茨海默病的预兆吗？

　　老张发现自己最近做事经常丢三落四，怀疑自己患了阿尔茨海默病。那么，阿尔茨海默病和正常老化该怎么区别呢？正常老年人的健忘是一时想不起来，可以通过提示或暗示回想起来。而阿尔茨海默病患者的记忆力丧失是因为新的信息没有储存入大脑的"信息库"，故即使提醒也记不起。正常老年人有自知力，很少会出现语言、空间感等问题。阿尔茨海默病患者则对周围环境丧失了判别能力，会在熟悉的环境中迷路，语言表达混乱，为了掩饰记忆力差，可能会出现虚构的情况。

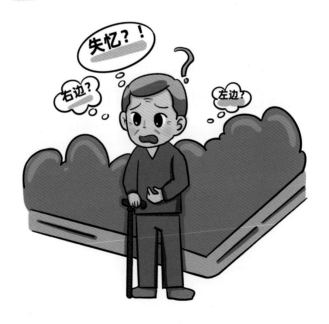

阿尔茨海默病主要表现为记忆力逐渐下降、认知障碍和精神症状。

记忆障碍或遗忘是阿尔茨海默病的早期表现，以近期记忆力减退为主，记不住刚刚发生的事情或刚讲过的话，有时会反复问同一个问题，但能记住年轻时发生的事情。

病情逐渐发展至全面智力衰退，患者出现语言困难，表现为词汇量减少，经常会说错话，张冠李戴，不能准确表达自己的想法，有时也不能完全理解他人的话语；患者对时间和地点难以分辨，上、下午经常搞错，日期也经常搞错，在房间里也会走错地方，出门则找不到回家的路；不认识人，对自己熟悉的家人也无法说出名字；计算力下降，经常算错账，甚至连最简单的算数也不能完成；理解和合理安排事物的能力下降，经常丢三落四，做事情缺乏条理性。

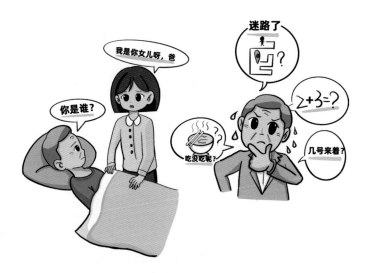

患者最后出现精神症状、情绪不稳定和行为较以前变得异常。此时患者易焦虑、抑郁、发脾气；性格出现转变，变得自私、多疑，怀疑子女偷自己

的财物，把不值钱的东西当财宝藏匿；
不关心他人，也不讲卫生；容易激动，
大吵大闹，夜间尤为明显，给照护者带
来很多困难和压力。

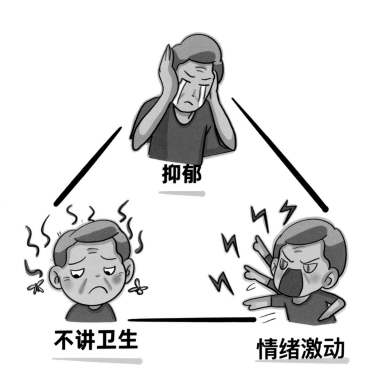

抑郁

不讲卫生

情绪激动

确诊阿尔茨海默病后，许多患者会问："医生，我是不是很快连家人都不认识了？"临床上，阿尔茨海默病会随着时间的推移逐渐加重，不同患者疾病进展速度不同。疾病早期，患者开始出现记忆力减退和其他认知困难，如容易迷路，此时需要他人照护，但生活基本能够自理，如果这个阶段被诊断出来，合理治疗能延缓疾病进展。病程中期，患者大脑控制语言、推理、感官处理和有意识思维的区域会受到损害，导致难以认出家人和朋友。病程晚期，患者无法交流且完全依赖他人照护，且在身体不能自理后大部分或所有时间都要卧床。

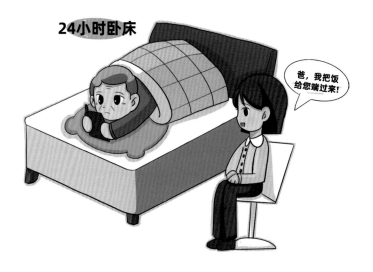

每位阿尔茨海默病患者寿命有所不同。如果一个人在疾病确诊时年龄超过80岁，可能只能活三四年；稍年轻的话，可能会活10年或更久。阿尔茨海默病患者需要知道他们的临终护理选择，并在确诊后尽早向护理人员表明他们的愿望，以免他们的思维和说话能力出现问题后影响表达。

32 如何预防阿尔茨海默病?

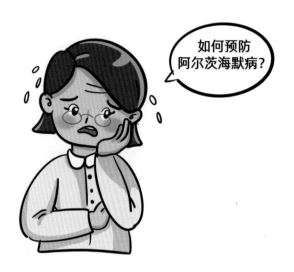

如何预防
阿尔茨海默病?

不同阶段的症状表明,阿尔茨海默病并不是突发疾病,而是逐渐加重的。在目前没有特效治疗药物的情况下,平时的预防就相当重要了。

具体做好哪些预防措施可以改善和延缓阿尔茨海默病的发病呢?

✓ 日常多吃富含胆碱的食物，包括豆制品、蛋类、花生、核桃、深海鱼、精瘦肉等。在喂患者的同时注意避免其误吸、呛咳。

✓ 防止便秘，要做到营养均衡，减少肠内细菌对有毒物质的分解、吸收。

✓ 勤动手，经常活动手腕、手指，如可以练习写字、做手工、转动核桃等，以延缓脑功能退化。

✓ 勤动脑，可以尝试学习和接受身边的新鲜事物，多思考有助于刺激脑细胞。

✓ 做适量的运动，有助于提升自身抵抗力，也能改善心境。

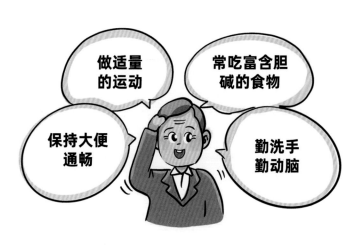

　　阿尔茨海默病不是突然发生的。在疾病早期就给予重视并及时去除诱因，可以避免老来多忘事，延缓阿尔茨海默病的发生。

　　尽管目前阿尔茨海默病还无法治愈，但良好的生活方式或许可以降低其发生风险。作为晚辈，我们在日常生活中可以多陪长辈聊聊天，让他们不会感到寂寞无聊；多关注长辈的饮食起居，让他们多参加一些社交活动，丰富长辈的晚年生活；营造和睦的家庭氛围，让长辈保持愉快的心情。

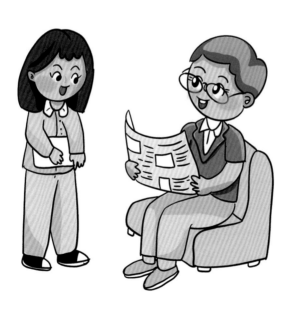

33 家人应该如何照护
阿尔茨海默病患者?

在阿尔茨海默病的不同阶段,患者的症状、生活能力等各方面情况是不同的,需要家人针对其不同需求给予照护。

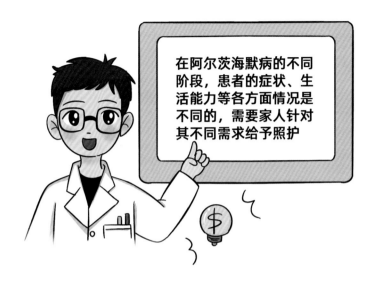

在阿尔茨海默病的不同阶段，患者的症状、生活能力等各方面情况是不同的，需要家人针对其不同需求给予照护

　　在疾病早期，患者常以记忆力减退为主要症状，容易丢失东西，购物、做家务等逐渐变得困难，兴趣减少，不太愿意与他人交流。家人要多与患者相处、聊天，和患者一起回忆以前的事情，如看老照片、听患者讲以前的故事等；安排好患者的每日作息，鼓励患者

能做的事情尽量自己做；多给患者安排一些社交活动，如和老朋友聚会、走亲访友，鼓励患者多接触外界；鼓励患者继续进行以前的爱好，如听音乐、画画等；家中布置要安全、舒适；为患者准备营养丰富、易消化的食物；监督患者按时正确服药。

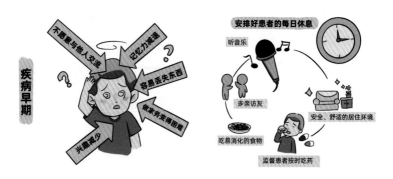

疾病早期

不愿意与他人交流
记忆力减退
容易丢失东西
做家务变得困难
兴趣减少

安排好患者的每日休息

听音乐
走亲访友
吃易消化的食物
安全、舒适的居住环境
监督患者按时吃药

在疾病中期，患者的语言表达能力、理解能力和空间方位感等进一步下降，会出现较多的精神行为问题，如情绪不稳定、多疑和幻觉等，有时会不认识家人。在这一阶段，家人要尽可能保持患者日常生活的规律性，指导和帮助患者做简单的事情；耐心听患者讲话，用简单易懂的语言与其交流，可以多用身体语言；如果患者发脾气，首先要了解具体原因，不能正面与其理论，可以转移其注意力，做点别的事情；患者的日常生活能力逐渐下降，家人应协助患者洗澡、穿衣服和大、小便等；患者出门时尽量有人陪伴，以防走失。

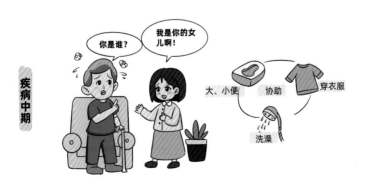

到了疾病晚期，患者已经不能生活自理，甚至卧床不起，吃饭和大、小便等完全需要家人照护。此时，家人要帮助患者安全地进食，注意翻身拍背、保持清洁、预防感染，让其在最后阶段尽可能生活得舒适些。

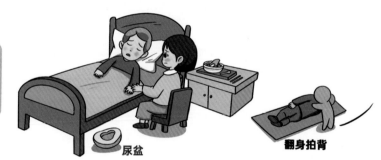

疾病晚期

尿盆

翻身拍背

34 血管性认知障碍：重预防，早治疗

　　随着社会的发展，人们饮食结构的改变和生活习惯的"西化"现象日益明显，高血压、高血脂（高脂血症）和高血糖（糖尿病）的"三高"人群明显增多，超重、肥胖日渐普遍，这些都是常见的脑卒中发病的危险因素。随着脑卒中发病率的增高，血管性认知障碍的发病率也随之增高。

血管性认知障碍（又称"血管性痴呆"）是一类由脑血管病及其危险因素或大脑的血液供应问题（如脑缺血、缺氧和脑出血）引起的大脑智力全面衰退的综合征。

血管性认知障碍

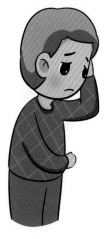

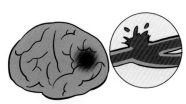

脑出血

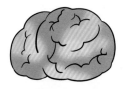

脑缺血、缺氧

血管性认知障碍是唯一可以预防和治疗的认知障碍类型。其轻微症状有头痛、头晕、失眠、耳鸣和易疲劳等，患者还会出现记忆力减退，疾病进展后难以胜任日常的生活和工作。血管性认知障碍还会影响患者的情绪，患者易出现激动和伤感，常会为一些微不足道的小事而大发脾气或痛哭流涕。随着病情发展，患者的记忆力越来越差，难以回忆起往事。

血管性认知障碍重在预防。做到以下几点有助于避免发病。

（1）饮食应做到低脂、低盐、低糖，限制摄入胆固醇含量较高的食物，宜适当多吃蔬菜、水果。

（2）要养成良好的生活习惯，规律作息，保证充足的睡眠。

（3）加强体育锻炼，多参加文化娱乐活动。

（4）患有高血压、高脂血症和糖尿病者应特别注意血压、血脂和血糖的变化，防止超重、肥胖。

（5）应戒烟、限酒。

（6）平时多学习、多动脑，加强记忆力训练，培养兴趣爱好。

（7）保持乐观的情绪，积极参加社会活动，保持良好的人际关系和家庭关系。

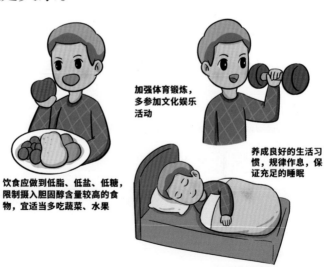

加强体育锻炼，多参加文化娱乐活动

养成良好的生活习惯，规律作息，保证充足的睡眠

饮食应做到低脂、低盐、低糖，限制摄入胆固醇含量较高的食物，宜适当多吃蔬菜、水果

早期发现血管性认知障碍，患者可在出现智力问题前采取有效措施，阻止疾病进展和恶化。目前，针对血管性认知障碍的治疗药物主要以改善脑细胞代谢、脑部血液循环和作用于神经递质的药物为主。中医治疗以中药、针灸疗法为主。延缓、减轻血管性认知障碍，提高患者的生活质量，能减少家庭和社会的负担。

针对血管性认知障碍的治疗药物主要以改善脑细胞代谢、脑部血液循环和作用于神经递质的药物为主

中医治疗以中药、针灸疗法为主。延缓、减轻血管性认知障碍，提高患者的生活质量，能减少家庭和社会的负担

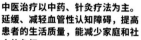

中药

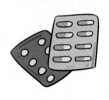

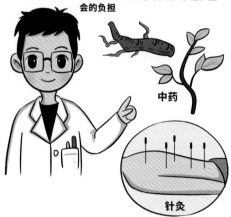

针灸

大脑"亚健康"

（1）大脑"亚健康"的含义

大脑"亚健康"，在医学上被称为"暂时性记忆障碍"。简单地说，就是大脑的思考能力或检索能力暂时出现了障碍。其主要表现为翻包拿东西，找着找着忘了要拿什么；打电话给朋友说事情，电话刚一接通，忘了要说什么等。暂时性记忆障碍常耽误患者的时间安排，甚至影响工作效率。

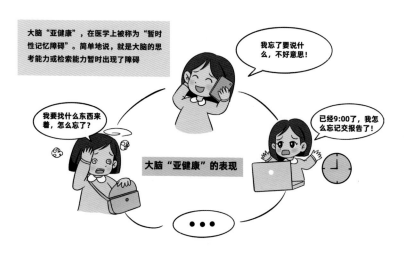

（2）大脑"亚健康"对人体的影响

大脑"亚健康"属于健忘现象，暂时还不属于提早衰老的标志，但要给予高度重视。如果工作或生活问题长期得不到改善，暂时性记忆障碍患者很可能会提前进入阿尔茨海默病的行列。一些办公室工作者长期焦虑、紧张、工作压力大，会影响肾上腺素、去甲肾上腺素的分泌和代谢，进而影响情绪，损伤脑部的海马体。这类人群是阿尔茨海默病的易发人群。

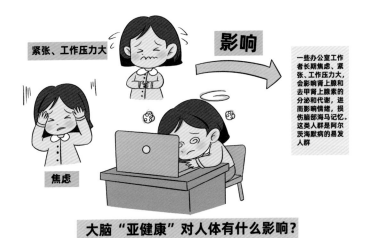

紧张、工作压力大

影响

一些办公室工作者长期焦虑、紧张、工作压力大，会影响肾上腺和去甲肾上腺素的分泌和代谢，进而影响情绪，损伤脑部海马记忆。这类人群是阿尔茨海默病的易发人群

焦虑

大脑"亚健康"对人体有什么影响？

（3）大脑"亚健康"的应对方式

1）多做运动，运动能调节和改善大脑的兴奋与抑制过程，使大脑功能得以充分发挥，延缓大脑老化。

2）调整心态，压力过大时学会放

下，心境开阔一些，跳出"圈子"看问题。

3）改变不良的生活方式，工作、学习、活动、娱乐和饮食要有一定规律，保证睡眠充足，不要过度用脑。

4）不滥用药、不吸烟、不过量饮酒。

5）进行食物咀嚼锻炼，使用咀嚼肌时刺激会传到脑干、小脑和大脑皮质，从而提高脑部活动。充分咀嚼还有助于分泌胆囊收缩素，其能随血液循环进入大脑，提高记忆力和学习能力。

6）补充B族维生素，人脑要正常运作，维生素和矿物质很重要，在日常的饮食中要注重B族维生素的摄取。绝经前女性摄取适量的铁和锌，有助于增强记忆力。

如何应对大脑"亚健康" ①

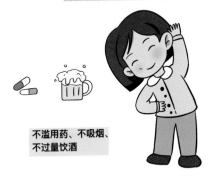

不滥用药、不吸烟、
不过量饮酒

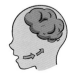

进行食物咀嚼锻炼

多做运动

如何应对大脑"亚健康" ②

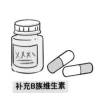

补充B族维生素

调整心态

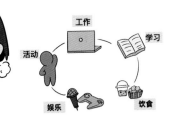

工作

学习

活动

娱乐

饮食

改变不良的生活方式，工作、
学习、活动、娱乐和饮食要
有一定规律

（4）几个小窍门预防大脑"亚健康"

1）从字典里挑出陌生的字词，与他人交谈时使用。

2）练瑜伽、普拉提或上冥想课。

3）跟不认识的人聊天。

4）上班时走不同的路线。

5）多做"脑筋急转弯"。

6）做纵横字谜游戏。

7）到户外快步走。

预防大脑"亚健康"的小窍门 ①

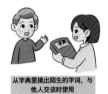

从字典里挑出陌生的字词，与
他人交谈时使用

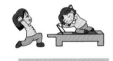

练瑜伽、普拉提或上冥想课

你好，很高兴
认识你！

跟不认识的人聊天

预防大脑"亚健康"的小窍门 ②

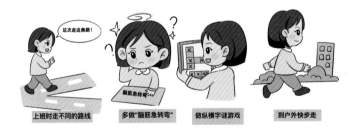

这次走这条路！

上班时走不同的路线

多做"脑筋急转弯"

做纵横字谜游戏

到户外快步走

癫　痫

五

36 "愣神、发呆"要警惕癫痫发作！

　　如果您突然出现愣神、发呆、活动突然停止、手中持物坠落、呼之不应，持续约数秒或数分钟缓解，发作后立即清醒且无明显不适，可继续进行先前的活动，但对当时发作的情况不能回忆且间断反复发作。切勿大意，这是大脑发出的重要预警信号，高度提示癫痫局灶性发作。

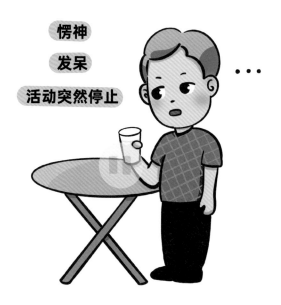

那么，如果出现了上述症状，应如何处理呢？

患者应及时至医院就诊，行脑电图及颅脑MRI＋海马MRI检查以明确诊断，排除脑血管病、脑肿瘤和脑炎等原发性疾病，积极进行相应治疗，避免疾病进展。

37 突然四肢抽搐了怎么办？

　　癫痫，旧称"羊癫疯"或"羊角风"，常见的临床表现有突然出现四肢抽搐、口吐白沫、牙关紧闭伴意识丧失，是神经内科的常见疾病之一，好发于儿童和青少年，但在老年人中也不少见。那么，如果我们在日常生活中遇到癫痫发作者该怎么办呢？

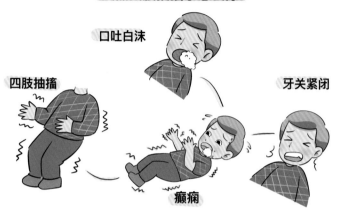

突然四肢抽搐了怎么办?

口吐白沫

四肢抽搐

牙关紧闭

癫痫

　　有人说应该大声呼唤、用力摇晃患者、撬牙齿、塞筷子，甚至舍身将自己的手指伸进患者口中。这样做有用吗？癫痫专科医生告诉你，这样做不仅无效，还很危险！

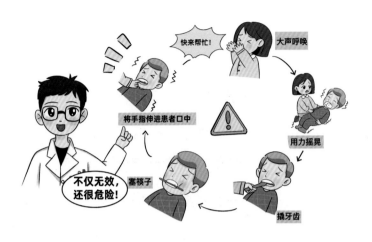

　　正确的做法：让患者安静、安全地抽搐一会儿，防止其受伤，保持呼吸道通畅！重点要做到以下几点。

　　（1）保持镇定，不要慌张，协助患者侧卧或平躺头偏向一侧，以利于口腔分泌物的流出，避免呛咳、窒息。

　　（2）松开患者衣物，使其保持呼吸道通畅。

（3）移开患者旁边的障碍物，务必制造一个"安全"的环境，让患者"安全"地结束发作。

（4）切记不要将手指或其他任何物品塞入患者口中，也不可用力按压患者肢体，以免骨折。

（5）应始终守护在患者身旁，随时拭去其口腔分泌物。

（6）当癫痫发作停止后，患者会面临一段"发作后疲惫期"，此时大脑还没有完全清醒，不要去打扰患者，但要在一旁陪伴至其完全清醒方可离开。除非患者完全清醒，否则不要通过嘴给水、药物或食物。

（7）记录患者的癫痫发作时间，在癫痫发作停止后才能给予帮助。

协助患者侧卧
或平躺

松开患者衣物

等待患者"安全"结束发作

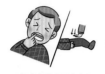

不要往患者的嘴里塞东西
不要按压患者的肢体

随时擦拭患者的
口腔分泌物

不要通过嘴给
患者水、药物或食物

患者发作停止后
才能给予帮助

那么，什么时候需要打"120"急救电话呢？遇到以下几种情况，需要把患者送至医院。

（1）发作时间过长（单次抽搐超过5分钟）。

（2）短时间的频繁发作（30分钟内发作3次以上）。

（3）短时间内连续2次发作且患者中途没有恢复意识。

（4）患者有呼吸困难或受伤，或伴有其他疾病如糖尿病、心脏病，以及妊娠等。

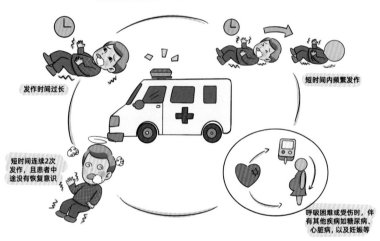

什么时候需要拨打"120"急救电话？

发作时间过长

短时间内频繁发作

短时间连续2次发作，且患者中途没有恢复意识

呼吸困难或受伤时，伴有其他疾病如糖尿病、心脏病，以及妊娠等

失眠 六

38 如若失眠，应及时就医！

　　失眠是临床常见问题，失眠可表现为在合适的睡眠机会和睡眠环境下入睡超过30分钟、整夜觉醒次数超过2次、比平时早醒、晨起后对睡眠时间和/或睡眠质量感到不满意，同时伴有日间疲劳、情绪低落或易激惹、躯体不适和认知障碍等情况，是一种主观体验。

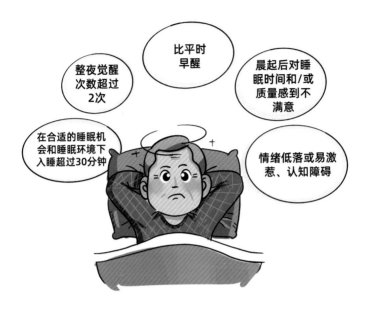

比平时
早醒

整夜觉醒
次数超过
2次

晨起后对睡
眠时间和/或
质量感到不
满意

在合适的睡眠机
会和睡眠环境下
入睡超过30分钟

情绪低落或易激
惹、认知障碍

　　从病程上来看，失眠不仅具有持
久性存在的特点，还具有一定波动性和
可能自然缓解的特点。对于失眠是由患
者本身患有的某些躯体疾病引起者，如
前列腺增生患者常因夜间频繁起夜排尿
而导致失眠，又或是因为夜间皮肤瘙痒

而难以入睡的患者，需要就医治疗相关疾病才能改善失眠。老年人多患有高血压、糖尿病、高脂血症、冠心病、脑卒中、哮喘和阻塞性睡眠呼吸暂停等躯体疾病，也常同时患焦虑症、抑郁症等常见的精神障碍，此时的失眠可能是某种躯体疾病或某种精神障碍的一个临床症状，也可能是一个独立的疾病。当患者就医时，接诊医生不仅要分析患者基础疾病的情况，还要分析失眠是否与患者所面临的急性应激事件，或使用了导致失眠的药物/物质，或患者平时睡眠习惯很差，或存在睡眠环境的改变等情况有关。

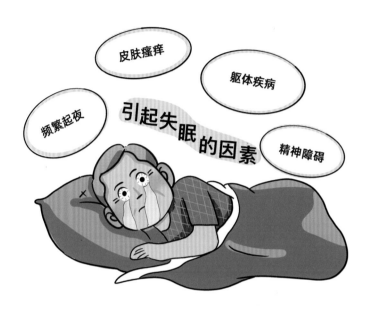

皮肤瘙痒

躯体疾病

频繁起夜

引起失眠的因素

精神障碍

　　按照病程来看，失眠＜3个月为短期失眠，而失眠≥3个月则为慢性失眠（长期失眠）。长期失眠会严重影响日常工作、生活和记忆力，也会增加出现各种健康问题的风险。因此，建议出现失眠后及时就医，尤其要防止短期失眠慢性化。

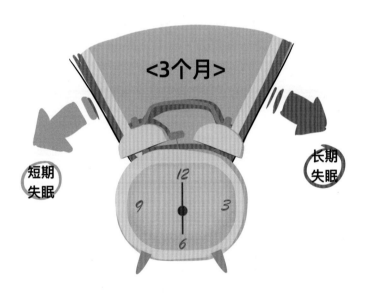

39 无药亦可治失眠！

失眠不一定需要服药，还有很多其他治疗方法，包括心理治疗、物理治疗和中医治疗。

（1）心理治疗

心理治疗主要包括睡眠卫生教育和针对失眠的认知行为治疗（CBT-I）。

1）睡眠卫生教育：①睡前4～6小时避免喝咖啡、浓茶或吸烟；②睡前勿饮酒；③每天规律进行体育锻炼，睡前3～4小时避免剧烈运动；④睡前勿暴饮暴食；⑤睡前1小时避免做易使人兴奋的事情；⑥保持卧室环境安静、舒适，光线和温度适宜；⑦保证固定的睡眠时间。患者应在建立良好睡眠卫生习惯的基础上开展其他治疗。对于存在药物禁忌或用药风险较高的特殊人群，非药物治疗具有非常重要的意义。

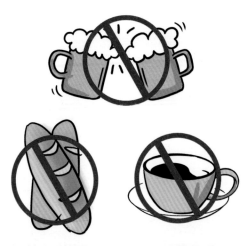

睡前勿饮酒、咖啡，勿暴饮暴食

2）CBT-I：其是非药物治疗失眠的"金标准"和相关指南推荐的一线干预措施，也是迄今有循证医学证据支持的最具代表性的非药物治疗方法。常用疗法如下。

A.睡眠限制疗法：通过缩短卧床清醒时间来增加入睡驱动能力，以提高睡眠效率。具体内容：①减少卧床清醒时间以使卧床时间和实际睡眠时间相符，在睡眠效率维持85%以上至少1周的情况下，可增加15～20分钟的卧床时间；②当睡眠效率低于80%时减少15～20分钟的卧床时间；③当睡眠效率在80%～85%时保持卧床时间不变；④可有不超过30分钟的规律午睡，避免日间小睡，保持规律的起床时间。

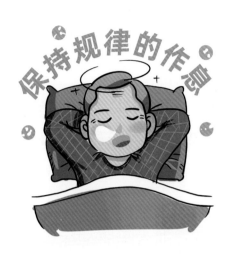

保持规律的作息

　　B.刺激控制疗法：①有睡意时再上床；②卧床20分钟未入睡，应起床离开卧室，有睡意时再返回卧室睡觉；③禁止在床上做与睡眠无关的活动，如进食、看手机或电视、阅读、听收音机和思考复杂的问题等；④保持规律的起床时间。此疗法可重新建立起床与睡眠之间的良性条件反射，建议作为入睡困难和睡眠维持困难时的"标准"非药物疗法。

C.放松疗法：适用于自觉"不能放松"和伴有多种躯体不适的失眠患者，主要有3种形式，包括减少骨骼肌和躯体紧张的渐进性肌肉放松/躯体扫描训练法，诱导与睡眠发生时相似的以更慢、更深腹部呼吸模式为主的腹式呼吸训练，以及通过自我想象或回忆处于舒适的环境或状态来调整身心松弛的想象放松训练。放松疗法旨在减少失眠者自主觉醒、肌肉紧张和干扰睡眠的想法，从而改善失眠。

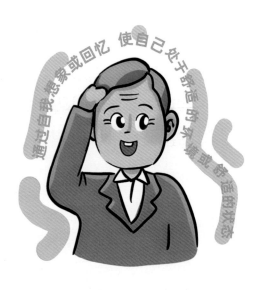

通过自我想象或回忆 使自己处于舒适的环境或舒适的状态

（2）物理治疗

物理治疗包括重复经颅磁刺激、经颅微电流刺激、经颅直流电刺激、静电治疗、脑电生物反馈、音乐疗法、光照疗法、芳香疗法和运动疗法等。

（3）中医治疗

中医治疗失眠的非药物疗法有针

灸、推拿、艾灸、火罐、穴位贴敷、电针、耳针、穴位注射和穴位埋针等。

　　通过以上非药物治疗方法，失眠者也许不需要服药就能改善病情，值得尝试。

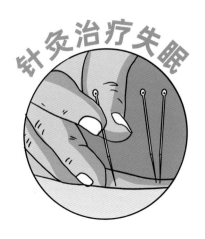
针灸治疗失眠

40 褪黑素是治疗失眠的 "神药" 吗？

近年来，褪黑素用于治疗失眠被传得神乎其神。褪黑素究竟是什么？又为什么能治疗失眠呢？

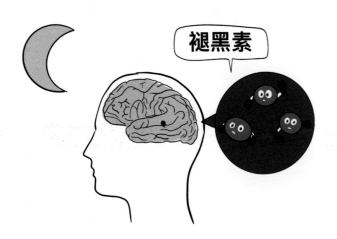

褪黑素

人体内天然的褪黑素是松果体利用色氨酸合成的一种激素，被分泌至血液和脑脊液中，参与调节睡眠觉醒周期，具有显著的昼夜节律，夜间褪黑素的血浆浓度至少为日间浓度的10倍。夜间分泌的褪黑素有助于诱导并维持睡眠。

　　人体内褪黑素的分泌可随年龄增长而变化，从出生后3～4月龄开始分泌，夜间浓度在1～3岁时达最高值，至成年早期开始缓慢下降达平台期，之后会持续下降，至70岁时夜间褪黑素浓度峰值可低于年轻时峰值的1/4。

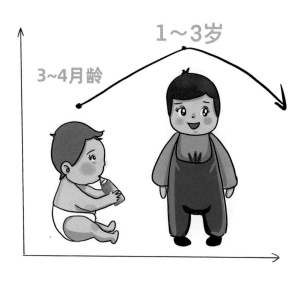

3~4月龄

1～3岁

　　由于夜间血浆褪黑素浓度随年龄增长而下降，故许多老年人会发生年龄相关性失眠（如夜间易醒、睡眠效率下降等），针对这一人群，补充的褪黑素剂量应刚好弥补其年龄相关性分泌下降的剂量，即可有助于改善睡眠。《中国成人失眠诊断与治疗指南》指出，褪黑素缓释剂用于55岁以上的失眠患者可改善其睡眠质量。外源性褪黑素不仅可以促进入睡并维持睡眠，还可以调控昼夜节律时相（包括褪黑素本身的节律），均可由生理剂量诱导产生，即0.1～0.3 mg促进睡眠、0.3～0.5 mg调控昼夜节律时相。褪黑素制剂在许多国家均未被管制且被普遍当作"膳食补充剂"而无须处方便可随意购买，导致其常被过量使用。大剂量服用褪黑素制剂可使血浆褪黑素浓度超过生理浓度，造成脑褪黑素受体脱敏，即暴露于超过正常浓度的激素后，其活性显著下降，可见于长期应用大剂量褪黑素改善睡眠质量的失眠者，正常的褪黑素昼夜节律也可被改变。因此，建议老年患者应用较低的、与生理剂量相近的褪黑素剂量。超过生理浓度的褪黑素可导致日间嗜睡、身体和精神受损、低体温和高催乳素血症。褪黑素目前的临床应用包括治疗年龄相关性失眠、改善时差变化所致睡眠觉醒障碍、睡眠觉醒时相延迟障碍等昼夜节律失调性睡眠觉醒障碍，以及轮班工作相关反应。褪黑素的不良反应包括头痛、意识模糊和睡眠片段化。

因此，建议在治疗失眠和改善时差变化时应用较低、生理剂量（0.1～0.5 mg）的褪黑素。但不能滥用褪黑素，以免造成不良反应。

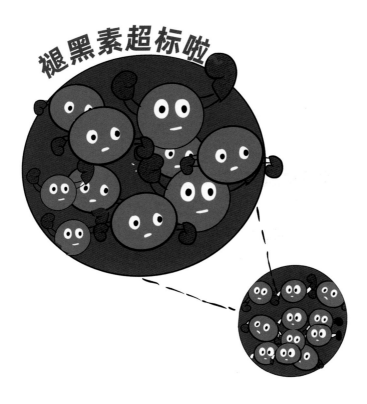

41 睡前饮酒可以治疗失眠吗？

睡眠对维持人们的身心健康至关重要。但很多人会因各种压力或困扰经常失眠。

（1）广义上的失眠为对睡眠质量或数量不满意。通常表现为以下几点。

1）启动睡眠困难。

2）维持睡眠困难，频繁醒来或醒来后难以恢复睡眠。

3）早醒后无法恢复睡眠。流行病学调查显示，多达50%的老年人抱怨难以入睡或难以维持睡眠，且老年人的总体失眠发生率高于年轻人。

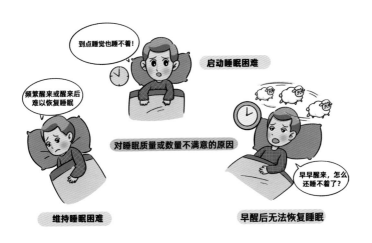

此外，失眠是高血压、脑卒中、包括焦虑和抑郁在内的精神障碍及人体免疫力降低的危险因素。

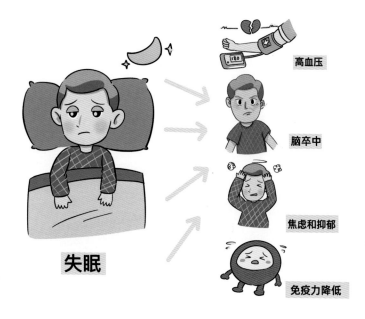

高血压

脑卒中

焦虑和抑郁

免疫力降低

失眠

（2）失眠人群已尝试各种方法改善失眠，其中有些人在睡前饮酒。那么，睡前饮酒治疗失眠可取吗？

1）酒精会打乱睡眠节律。少量摄入酒精可能有一定的促进入睡的作用，并在一定程度上增加前半夜浅睡眠的时间。但酒精会作用于腺苷和促觉醒神经元，进而打乱后半夜的深睡眠，表现为后半夜多次睡眠中断，造成睡眠稳态紊乱、后半夜严重失眠和白天过度困倦等。

2）睡前饮酒影响睡眠卫生。有些人在床边饮酒后看手机等待睡意降临，还有些人饮酒后次日不能按时起床。睡前饮酒不利于维持规律的睡眠时间，也不利于平稳睡前情绪。因此，不建议睡前饮酒，要尽量养成睡眠时间相对固定、定时作息的习惯。无论当晚何时入睡和对睡眠质量是否满意，次日早晨均应准时起床。

3）酒精有渗透性利尿作用。饮酒会使人尿量增多、产生尿意，这样会打断睡眠。

4）酒精会影响人体的夜间体温。法国的一项研究表明，酒精在夜间对人体有高温效应。酒精改变了人体的昼夜体温节律，加重了睡眠障碍和情绪障碍。已知情绪障碍和睡眠障碍、时差、

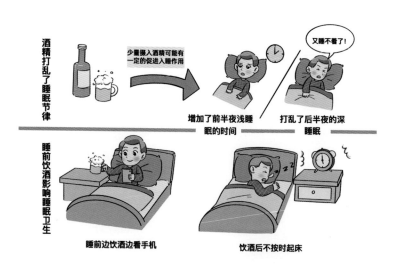

轮班工作和衰老会导致人体体温变化，而饮酒会加剧此类体温变化。

综上所述，不建议睡前饮酒，该方法不能治疗失眠。

42 安眠药可以长期服用吗?

很多人经历过失眠，也可能使用过安眠药（医学上称为"催眠药"）助眠。据统计，在一般成年人群中，有3%～5%的人长期使用安眠药，且在老年人和精神病患者中尤为常见。

一项澳大利亚和日本的联合研究显示，在3470例失眠患者的处方中，50%以上的人持续服用安眠药3年以上，这部分人群包括老年失眠患者、大剂量使用安眠药的患者、精神障碍患者和使用多种疗法治疗失眠的患者。

那么，安眠药可以长期服用吗?

不建议长期服用安眠药，尤其在老年患者中，原因如下。

第一，长期服用安眠药可能会使身体功能变差。安眠药会影响肌肉收缩和腺体分泌，引起胃肠道功能紊乱，导致便秘和口干等症状。有些安眠药有呼吸抑制作用，有呼吸系统疾病的人使用此类安眠药存在一定风险。另外，安眠药会影响肝、肾功能。

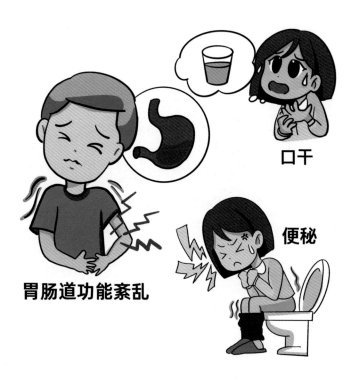

口干

便秘

胃肠道功能紊乱

第二，长期服用安眠药可能会增加跌倒和骨折的风险。安眠药可损害维持身体平衡至关重要的神经功能和肌肉力量。另外，有些人服用安眠药后会出现头晕和共济失调，进而增加跌倒风险。

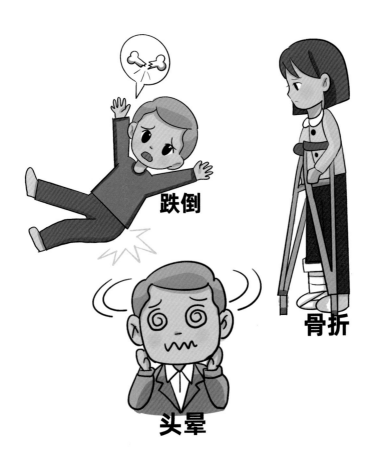

跌倒

骨折

头晕

第三，长期服用安眠药可能会打乱睡眠节律，导致患者在白天困倦、乏力。

长期服用安眠药，
会增加白天困倦

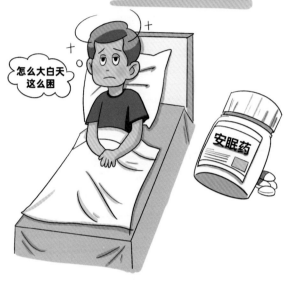

第四，长期服用安眠药可能会升高认知障碍的发生率。台湾的一项研究提出，慎重给长期失眠的患者开安眠药，尤其是年龄在50～65岁的患者。此外，安眠药的剂量越小越好、半衰期越短越好。

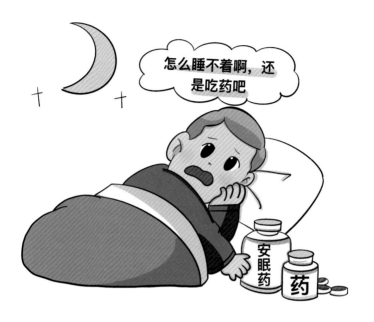

　　第五，长期服用安眠药可能会增加身体依赖（戒断症状等）的风险。

　　综上所述，不建议失眠患者长期服用安眠药。行为疗法、养成科学的睡眠卫生习惯或使用安眠药替代药物可有效避免安眠药的长期使用，同时保持良好的睡眠质量。

七 其他

43 破解脑部的"烟雾"

烟雾病是一种少见的血管发育畸形性疾病，发病率为0.35/10万，亚洲患者较多，且多数为青少年。烟雾病因患者的脑血管造影显示脑血管就像"一团烟雾"而得名。

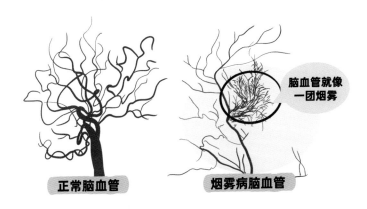

正常脑血管

烟雾病脑血管

脑血管就像
一团烟雾

　　因血管狭窄或闭塞容易引发脑缺血，又因侧支血管或动脉瘤破裂容易引发脑出血，故烟雾病一旦发病，致死率或致残率都较高。

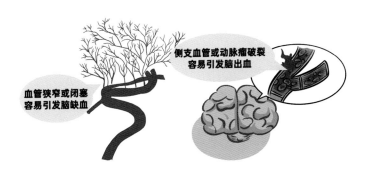

血管狭窄或闭塞
容易引发脑缺血

侧支血管或动脉瘤破裂
容易引发脑出血

脑血管畸形是一类不常见的脑血管病，先天性发育异常可能性大。多数患者在没有发病前基本上是很难被发现的，比较隐匿。

　　脑血管造影是可以发现脑血管畸形的，但因为造影剂需要通过肾脏排出体外，故肾功能不佳者不宜反复做造影检查。

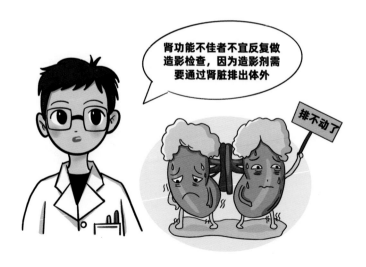

肾功能不佳者不宜反复做造影检查，因为造影剂需要通过肾脏排出体外

排不动了

正常人可以通过无创、便捷的经颅多普勒超声检查来筛查烟雾病，如果发现双侧主干血管出现多支新生血管/血流，且伴有远端血管狭窄或闭塞，就可以初步确定烟雾病；经颅多普勒超声检查还可以评估侧支血管的开放情况，进一步确定有无血管畸形，且可以反复操作并监测病情发展。早期发现烟雾病可以尽早干预和治疗，对于患者以后的生活质量会有很大的帮助和提高。

44 脑血管也会发炎吗?

　　动脉炎性脑血管病主要表现为血管壁炎性细胞浸润、坏死、渗出和血栓形成,后期可以出现血管纤维化和动脉瘤形成,主要由自身免疫异常所致。

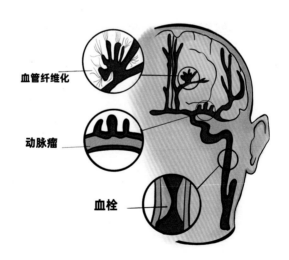

血管纤维化

动脉瘤

血栓

动脉炎性脑血管病患者通常早期出现偏头痛或剧烈头痛，呈急性或慢性发病，轻重不同，可自行缓解；有的患者会出现意识突然丧失、抽搐和进行性智力减退，这部分患者可能会被考虑为癫痫或痴呆，容易漏诊。

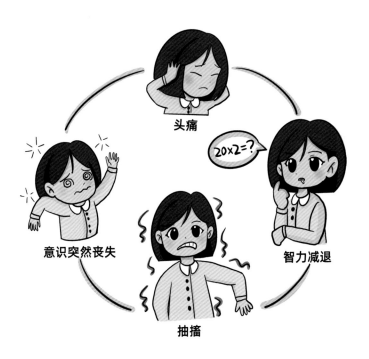

经颅多普勒超声检查可以在所有可探测到的脑血管内发现特异性的血流频谱。血流速度加快、血管壁因为炎性改变发生管腔变窄、血管弹性差和血管搏动指数下降均提示远端血管存在闭塞可能。患者随治疗进行定期检查可以发现治疗后血流速度部分恢复正常。

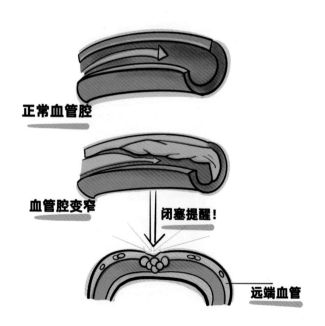

正常血管腔

血管腔变窄

闭塞提醒！

远端血管

经颅多普勒超声检查的无创、便捷和可反复操作的特点为疾病确诊和预后监测提供了很好的依据。

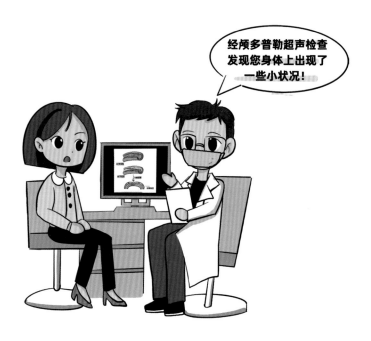

45 口角歪斜都是脑血管病吗？

口角歪斜都是脑血管病吗？

不要惊慌，牢记"1＋2＋3"口诀，帮您判断是否患了脑血管病。

（1）单纯口角歪斜

临床上称为"中枢性面瘫"，提示可能患了脑血管病，建议患者尽快至医院就诊。

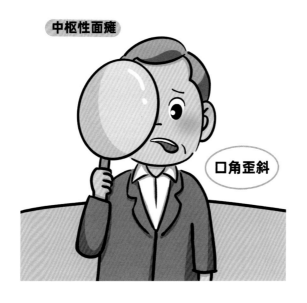

（2）口角歪斜＋眼睑闭合不全

临床上称为"周围性面瘫"，不是脑血管病，患者不会出现肢体瘫痪等严重情况，病情较轻。

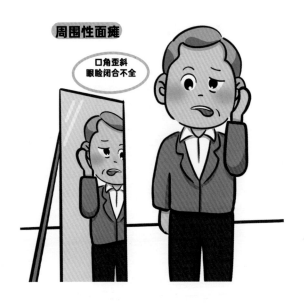

（3）口角歪斜＋眼睑闭合不全＋其他任何一种症状（如头晕、看东西成双、颜面部/肢体麻木、肢体无力、步态不稳、言语不清和饮水呛咳等）

提示患者可能患了脑血管病，病变部位可能在脑干，病情重，建议尽快至医院就诊。

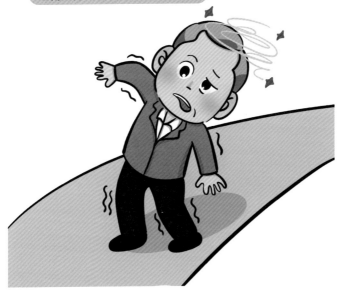

　　总结：口角歪斜牢记"1＋2＋3"口诀，其中"1"和"3"提示可能为脑血管病。

46 面瘫是吹凉风吹出来的吗?

不少面瘫患者似乎都有过受凉或吹凉风的经历,但面瘫真的是吹凉风吹出来的吗?

面瘫,又称"面神经炎"或"面神经麻痹",是以面部表情肌运动障碍为主要特征的一种疾病。负责皱眉、咧嘴等面部表情肌肉运动的神经叫作面神经,它像电线一样接入大脑的控制中心,不管哪里出现问题,都有可能导致面部肌肉失去控制,进而出现"面瘫"的症状。这条线路一共分为两段——中枢段和周围段，临床上根据损害发生部位可分为中枢性面瘫和周围性面瘫。

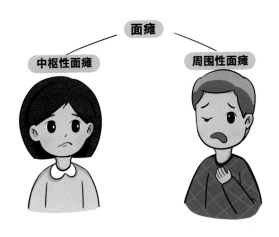

中枢性面瘫：病变位于中枢段，只引起嘴歪，不引起眼睑闭合障碍；通常由脑血管病、脑外伤、颅内肿瘤和颅内炎症等引起。

周围性面瘫：病变位于周围段，同时引起嘴歪和眼睑闭合不全；通常由感染性疾病（潜伏在面神经感觉神经节的病毒被激活）引起，还可能由耳源性疾病、肿瘤、外伤、中毒、糖尿病和自身免疫异常引起。

临床上最常见的面瘫属于特发性面神经麻痹（找不到明确原因）。

低温、吹冷风与面瘫有一定关系。当人体受凉时，体温降低，免疫力也随之降低，这个时候容易发生面瘫，尤其是病毒感染性面瘫。但"面瘫是吹凉风吹出来的"这个说法是不准确的。

面瘫是一种常见病、多发病，不受年龄限制。常见的临床症状有：患侧面部表情肌瘫痪；前额皱纹变浅或消失、眼裂扩大、鼻唇沟变浅或消失、口角下垂；微笑或做露齿动作时，口角下坠和面部歪斜更明显；患侧不能做皱额、蹙眉、闭目、鼓气和噘嘴等动作；鼓腮和吹口哨时，因患侧口唇不能闭合而漏气；进食时，食物残渣常滞留于患侧的齿颊间隙内，且常有口水自该侧流出；患者同时还可出现听觉改变，舌前2/3味觉减退，唾液和泪腺分泌障碍。这些症状可能单一存在，也可能同时几种并存。

面瘫的常见症状

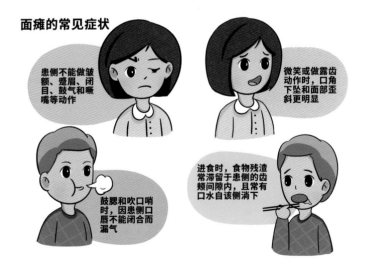

患侧不能做皱额、蹙眉、闭目、鼓气和噘嘴等动作

微笑或做露齿动作时，口角下坠和面部歪斜更明显

鼓腮和吹口哨时，因患侧口唇不能闭合而漏气

进食时，食物残渣常滞留于患侧的齿颊间隙内，且常有口水自该侧淌下

面瘫如何治疗：很多人一觉醒来发现自己面瘫了，非常恐慌。其实，90%以上的面瘫是可以治愈的，尤其是周围性面瘫，关键是早发现、早治疗。周围性面瘫的治疗原则主要是促进局部炎症和水肿尽早消退，神经功能尽早恢复。常用的药物有抗病毒药物、营养神经药物、糖皮质激素和B族维生素等。临床经验证明，在发病初期尽早使用药物治疗，同时积极行针灸治疗，双管齐下，效果会更好。对于难治性面瘫，针灸也是一种很好的治疗手段。

面瘫如何治疗

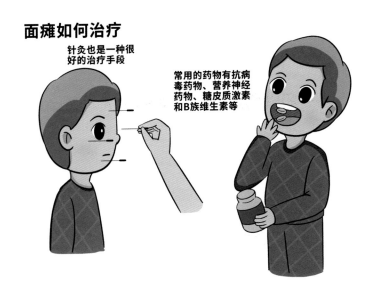

针灸也是一种很好的治疗手段

常用的药物有抗病毒药物、营养神经药物、糖皮质激素和B族维生素等

　　面瘫如何护理：减轻心理压力，保证睡眠充足，避免各种精神刺激和过度疲劳，有利于康复。如有眼睑闭合不全的情况，可使用眼罩，以及滴眼药水、涂眼药膏等方法保护暴露的角膜和预防结膜炎。

面瘫如何护理

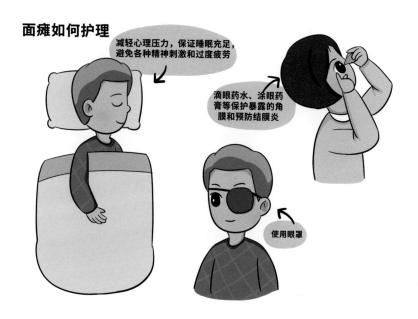

减轻心理压力，保证睡眠充足，避免各种精神刺激和过度疲劳

滴眼药水、涂眼药膏等保护暴露的角膜和预防结膜炎

使用眼罩

　　面瘫的后遗症：症状严重、合并糖尿病、年龄大的患者容易留下后遗症。主要的后遗症有：抬眉运动障碍，大、小眼，面部僵硬，鼻唇沟变浅，面部肌肉不自主抽搐，以及流泪等。因此，及时进行正规治疗非常重要。

47 不同病因手抖的特点是什么？

（1）帕金森病

帕金森病引起的手抖是静止性震颤，通常单侧起病。其特点为震颤发作时肢体处于静止状态，且不处于抵抗重力支撑状态；活动时静止性震颤症状轻或无，睡眠时消失；震颤频率为3～6次/秒，震颤幅度不大。多数患者会出现"搓丸样"震颤，具体表现为拇指和示指进行往复相对运动，像搓丸子一样而得名。如果患者出现了单侧手抖，而后逐渐发展为更多肢体的震颤、僵硬和运动迟缓，需要警惕帕金森病，应尽早就医。

（2）特发性震颤

特发性震颤的手抖表现为动作性震颤，起病时频率较快，为5~18次/秒，振幅小；逐渐减慢为4~8次/秒，振幅大。

特发性震颤

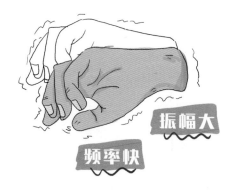

动作性震颤包括运动性震颤和姿势性震颤。运动性震颤出现在朝向目标运动的最后部分，振幅低；而姿势性震颤则出现在肢体处于特定姿势或执行特定任务（如书写等）时，通常双手起病，典型症状是手的节律性外展、内收样震颤和屈伸样震颤，旋前、旋后样震颤十分少见。

运动性震颤

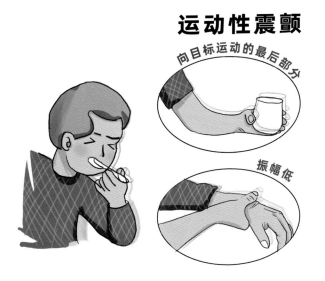

向目标运动的最后部分

振幅低

特发性震颤的发病年龄可以自青少年期直至中老年期，通常缓慢进展，发病早期患者可以通过心理调节自行控制。

大多数特发性震颤患者症状轻微，只有约1/10的患者需要治疗，且其中约50%的患者使用药物就能很好地控制症状，其余患者则对药物不敏感，需要注射肉毒毒素或行立体定向放疗。

（3）肌张力障碍

肌张力障碍的手抖常发生在局限性和偏身性患者中。肌张力障碍患者的震颤可以是静止性震颤，也可以是动作性震颤。

震颤并不是肌张力障碍患者的突出症状，且发生率也不高。如果患者出现震颤伴肢体姿势异常或舞动，应尽早就医诊治，并加强临床护理，这对改善生活质量有重要意义。

（4）小脑病变

小脑病变导致的手抖通常是动作性震颤，是小脑损伤的表现之一。小脑损伤患者的随意运动出现障碍，表现为运动过度或不足、乏力、方向偏移、失去运动的稳定性，特别是动作的开始、停止和改变方向受到影响，表现为"共济失调性震颤"。

例如，在指鼻试验中，用手指指鼻或患者从鼻尖移动其手指去接触检查者的手指时，出现明显的偏移和震颤，此种震颤又称"意向性震颤"。小脑病变患者可能同时伴有平衡障碍、共济失调、眼球震颤和构音困难等，建议尽早就医诊治。

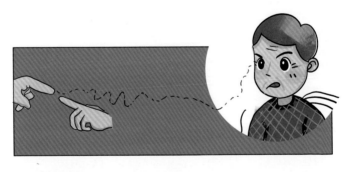

在**指鼻试验**中，用手指指鼻或患者从鼻尖移动其手指去接触检查者的手指时，出现明显的偏移和震颤

许多人认为手抖是随年龄增长出现的正常现象，基本上不会就医诊治。然而，如果是有特殊时间、形式、姿势或任务相关的手抖，且手抖逐渐加重或波及范围扩大，应尽早就医诊治。

可怕的梦境演绎——快速眼动睡眠行为障碍

　　神经内科的睡眠门诊来了一对特殊的老年夫妇，丈夫吊着膀子，妻子面青鼻肿，这两位老人看起来像被人打了一顿。

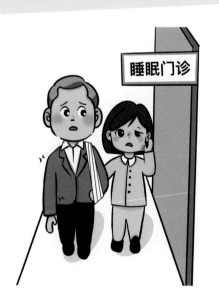

经过仔细询问，原来丈夫经常做噩梦，梦境中被人追赶和打杀，然后在睡眠中出现相应的反抗行为，如殴打旁边的老伴或逃避追赶而从床上跌下。这样的噩梦时不时发生，两位老人已经受伤多次了。其实，这并不只是噩梦而已，在睡眠时把梦境的内容演绎出来是一种睡眠相关疾病——快速眼动睡眠行为障碍（RBD）。

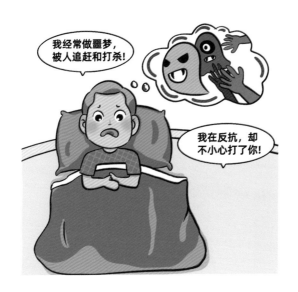

在睡眠周期中，有一个时期会出现眼球的快速活动，即快速眼动睡眠期。在这个时期，人会出现生动的梦境，但人此时的自我保护功能会使肌肉放松，身体仍保持静止。RBD患者则失去了这种自我保护功能，肌肉未松弛，导致将梦境的内容通过肢体活动表达出来，从而带来危险，如梦境中因躲避追赶而从床上跌下甚至从阳台坠落、反抗打杀而伤害同床者等。

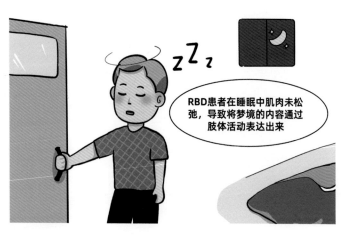

RBD患者在睡眠中肌肉未松弛，导致将梦境的内容通过肢体活动表达出来

RBD在一般人群中发病率约为0.5%，在60岁以上人群中发病率约为2%。其核心特征是做噩梦和异常睡眠行为。常见的异常睡眠行为包括打拳、踢腿、从床上跌落，以及讲话、尖叫、呻吟等。RBD的病因分为原发性和继发性：原发性病因目前尚不明确，可能为家族遗传；继发性病因包括药物诱发、酒精戒断和帕金森病等神经系统退行性疾病等。除了临床表现，RBD还可以通过多导睡眠图来确诊。

RBD的治疗首要的是安全防护，特别是具有暴力梦境行为演绎的患者，应保证睡眠环境的安全，移走可能导致危险的物品，将家具的边角用软物包裹，封闭阳台，对玻璃窗进行安全性保护，关闭门户；床不宜太高，最好是地板上放置床垫；与伴侣分房居住。药物治疗目前只有两种一线药物，即褪黑素和氯硝安定，均建议从低剂量开始使用。对于老年人，褪黑素较氯硝安定更安全。

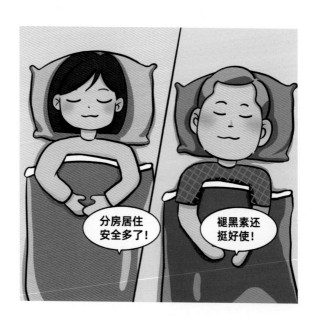

大家可以通过下面这个问题来快速筛查一下RBD的风险：是否有人曾经与你说过或你自己怀疑在睡眠期间会把自己做的梦"演绎"出来？如打拳、在空中挥舞手臂、做出跑步的动作等？

　　如果答案是肯定的，那么建议你及时到神经内科的睡眠门诊就诊。

"无处安放的腿"
49 ——不安腿综合征

　　你有没有晚上躺在床上准备睡觉时感觉腿无处安放，不活动就难受，一活动就好？感觉腿没地方放，说疼不疼，说痒不痒，有时候像有蚂蚁爬的感觉，有时候火辣辣的，像涂了辣椒水，感觉酸胀或麻痛，需要不停地活动或敲打双腿才能有所缓解，影响睡眠，那你可能是患上了一种叫作"不安腿综合征"的疾病。

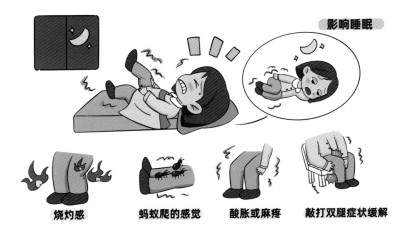

影响睡眠

烧灼感　　　蚂蚁爬的感觉　　　酸胀或麻疼　　　敲打双腿症状缓解

　　不安腿综合征，又称"不宁腿综合征"，是一种神经系统感觉运动障碍性疾病，其主要表现为夜间入睡或处于安静状态时，双下肢出现极度不适感，有强烈的、几乎不可抗拒的活动腿的欲望，活动后好转。该病在任何年龄段均可发病，随着年龄的增长，患病率会增高，故在中老年人中更常见，女性多于男性。

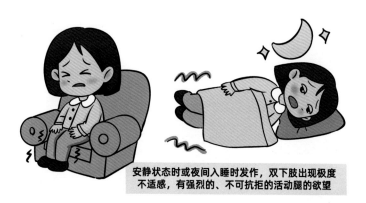

安静状态时或夜间入睡时发作，双下肢出现极度不适感，有强烈的、不可抗拒的活动腿的欲望

　　不安腿综合征的诊断并不困难，只要符合以下4个特征就可以确诊：①肢体出现难以形容的不适感，导致有活动肢体的强烈愿望，主要是下肢。这些感觉异常常发生在肢体深部，而不是肢体表面。②患者不能入睡，需要不停地活动肢体以缓解感觉异常，主要表现为来回走动、不停晃动或屈曲伸展下肢及在床上辗转反侧。③症状在休息时

加重，活动可以暂时缓解。④症状在夜间加重，深夜达到高峰。

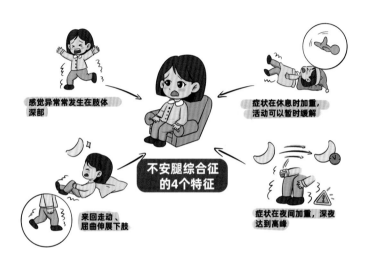

感觉异常常发生在肢体深部

症状在休息时加重，活动可以暂时缓解

不安腿综合征的4个特征

来回走动、屈曲伸展下肢

症状在夜间加重，深夜达到高峰

当出现上述症状时，患者需要及时就医并进行相关检查，及早治疗是可以有效缓解病情的。

"看病专业户" 可能是情绪出了问题

50

42岁的王女士总觉得身体不舒服，如头晕、头痛、头皮发麻，一直担心自己的脑血管堵塞了，做了很多检查，医生都说没问题，但王女士的症状却越来越重，逐渐出现了心慌、胸闷、腹胀、腿酸、腿像灌了铅一样沉，王女士怀疑自己患了重病，天天往医院跑。像王女士这样不是在医院，就是在去医院的路上，比医生还了解各大医院的位置，在希望与绝望之间，被病痛折磨得相当痛苦的人不在少数。有人会疑惑："他们是不是在装病？"不是，他们其实是患了躯体症状障碍。

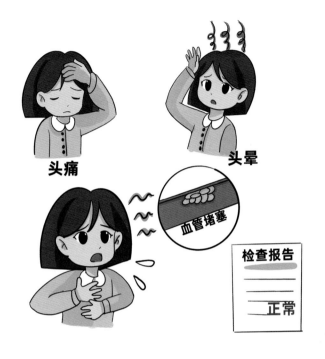

头痛

头晕

血管堵塞

检查报告

正常

（1）认清躯体症状障碍，如何判断是关键

躯体症状障碍是个体存在一种或多种身体不适，并对自身不适或健康过分担心，造成明显身心痛苦的疾病，也是精神科常见的一种疾病。往往在各大

医院的每个科室都能见到此类患者的身影。此类患者的身体不适如下。

1）神经系统：头晕、头痛、头皮发麻、手脚发麻和全身无力等。

2）心血管系统：心慌、胸闷、胸痛和血压不稳等。

3）消化系统：腹痛、腹胀、便秘、腹泻、恶心、呕吐和反复打嗝等。

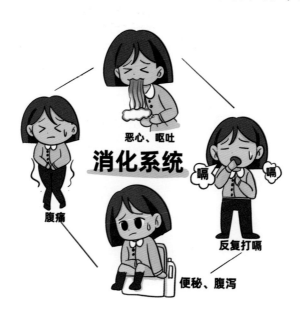

4）呼吸系统：咽喉有异物感、烧灼感、梗阻感和气促等。

5）全身多处疼痛：头痛、肩颈部疼痛、腰背部疼痛、肌肉跳痛和僵硬等。

6）自主神经功能紊乱：口干口苦、忽冷忽热、潮热多汗和尿频等。

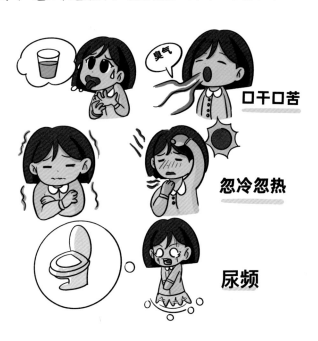

（2）躯体症状障碍的原因

大量的负面生活事件，包括工作和/或学习压力过大、情感和/或事业不顺、家庭不和睦及缺乏关爱等；具有一定焦虑特质，此类患者通常个性急躁、追求完美，或性格犹豫、斤斤计较；无法表达不良情绪，此类患者找不到情绪的宣泄口，没有办法正常地通过语言、表情、行为和动作等将负面情绪发泄出来，便以身体为载体，通过心慌、气促、腹痛、腹胀、肌肉疼痛和紧张等各种各样的身体症状发泄出来。躯体症状障碍患者通常不会注意到自己的情绪存在问题，或知道也不愿意表达。在通过心理治疗和进一步的探讨后，医生便会发现患者身边存在大量负面生活事件和社会心理因素。

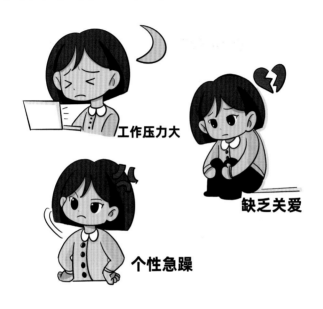

工作压力大

缺乏关爱

个性急躁

（3）躯体症状障碍的治疗

1）药物治疗：主要使用抗焦虑药物进行治疗。请注意，此类药物必须在专业医生的指导下服用，一定要遵医嘱使用，千万不要自行增减药物和药量，这样的行为很可能会导致严重的不良后果，如导致病情加重。

2）心理治疗：包括个体心理治疗和团体心理治疗。心理治疗可以帮助患者了解自己的身体症状和生活状态，与病友之间相互交流、相互鼓励，学习合理发泄情绪和放松的方式，养成良好的生活习惯。

3）自身调节：患者在专业医生的指导下能更清楚地认识到自身所患疾病，可以识别、察觉自己的不良情绪并进行调节。患者可以通过向家人和朋友倾诉、运动、唱歌和绘画等方式表达自己的情绪，调整自己的生活习惯，减少对自己身体症状的关注。

随着社会压力越来越大，精神类

疾病在临床上越来越常见，如果个体出现上述症状，不能进行正常的工作和学习，除了反复排除身体疾病外，亦需重视躯体症状障碍，及时诊治，重新发现生活的美好。

有一类患者，几乎每天都被头痛困扰着，长期自行服用某些镇痛药物，但头痛也仅能短暂缓解，表现为迁延不愈，严重影响患者的身心健康和生活、工作质量。遇到此类患者，要高度警惕药物过度使用性头痛。

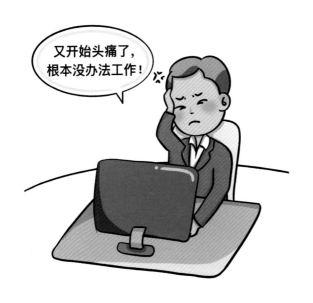

药物过度使用性头痛（MOH）指的是头痛患者规律过度使用镇痛药物后出现的频繁发作的头痛，随着所用药物的戒断，头痛会逐渐缓解或恢复先前的头痛状态，也被称为"反跳性头痛""药源性头痛"和"药物误用性头痛"。

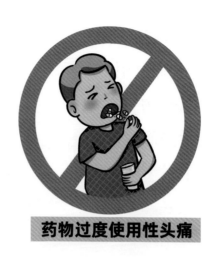

药物过度使用性头痛

　　《国际头痛分类（第三版）》（ICHD-3）指出，引起药物过度使用性头痛的常见药物主要有七大类：①麦角胺；②曲坦类药物；③单纯镇痛药（通常是非甾体抗炎药，如对乙酰氨基酚、阿司匹林）；④阿片类药物；⑤复方镇痛药；⑥联合用药a（但每一个单独药物并不过量）或联合用药b（具体不详）；⑦其他药物。

目前，国内引起药物过度使用性头痛的常见药物主要是含咖啡因的复方制剂，包括去痛片、复方阿司匹林、酚咖片、脑清片和某些中药（如刺五加、双黄连和黄芪等）；还有少数过量使用布洛芬、对乙酰氨基酚、曲马多和麦角胺的患者。国外曲坦类药物、单方或复方镇痛药多见。

药物过度使用性头痛的发展通常先于偶发性头痛，患者通常曾患频繁和过量使用急性镇痛药治疗的偏头痛或紧张性头痛。在临床实践中，药物过度使用性头痛通常表现为头痛在觉醒时存在或发展。药物过度使用性头痛的严重程度、位置和类型在不同个体之间可能有很大差异，但头痛通常每天或几乎每天发生。该病可伴随恶心、虚弱、注意力不集中、记忆力减退和烦躁不安等症状。

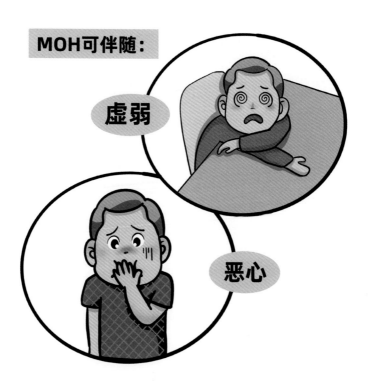

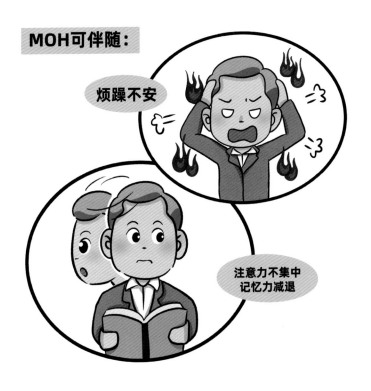

MOH可伴随：

烦躁不安

注意力不集中
记忆力减退

（1）药物过度使用性头痛的自我判断

要想知道自己是否患了药物过度使用性头痛，可以根据以下3个标准进行初步判断。

1）之前曾患原发性头痛（主要为偏头痛和紧张性头痛），当前每个月至少有15天都有头痛症状。

2）每月规律服用1种或多种可以对症镇痛的药物≥10天或≥15天（取决于所使用药物的种类，如麦角胺、阿片类药物、复方镇痛药等每月服用≥10天，单纯镇痛药如对乙酰氨基酚、阿司匹林或非甾体抗炎药等每月服用≥15天），连续服用超过3个月。

3）头痛不能用其他疾病更好地解释。

（2）药物过度使用性头痛的治疗

1）头痛者应知晓关于镇痛药过度使用的有害影响，需要了解镇痛药有可能导致药物过度使用性头痛，且镇痛药过度使用可能会否定或降低头痛预防措施的有效性。

2）撤去过度使用的急性对症药物。停止过度使用的药物后可以使偏头痛的发作频率降低51%。

3）加用预防性药物〔主要有β受体阻滞剂、部分抗癫痫药（如丙戊酸、托吡酯等）、钙通道阻滞剂（如氟桂利嗪等）和抗抑郁药（如阿米替林等）等〕。

4）治疗戒断症状等（如对症止吐）。

5）行为治疗（按需）。

6）原发性头痛的长程治疗。